最高の美をつくる 朝食メソッド

有名タレント・モデルも実践している

美容の極意

池上淳子
Junko Ikegami

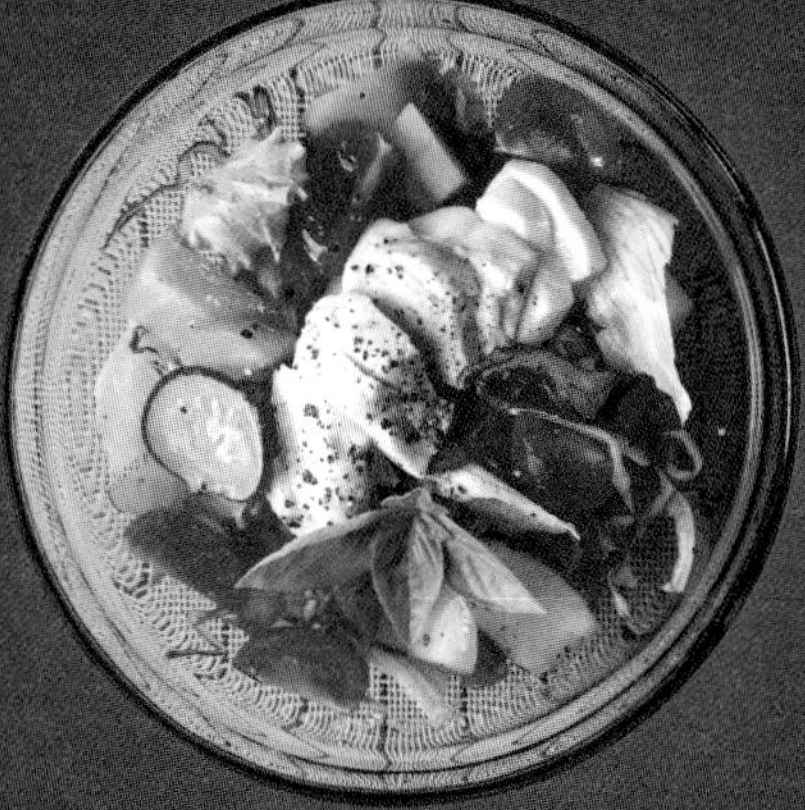

ビジネス社

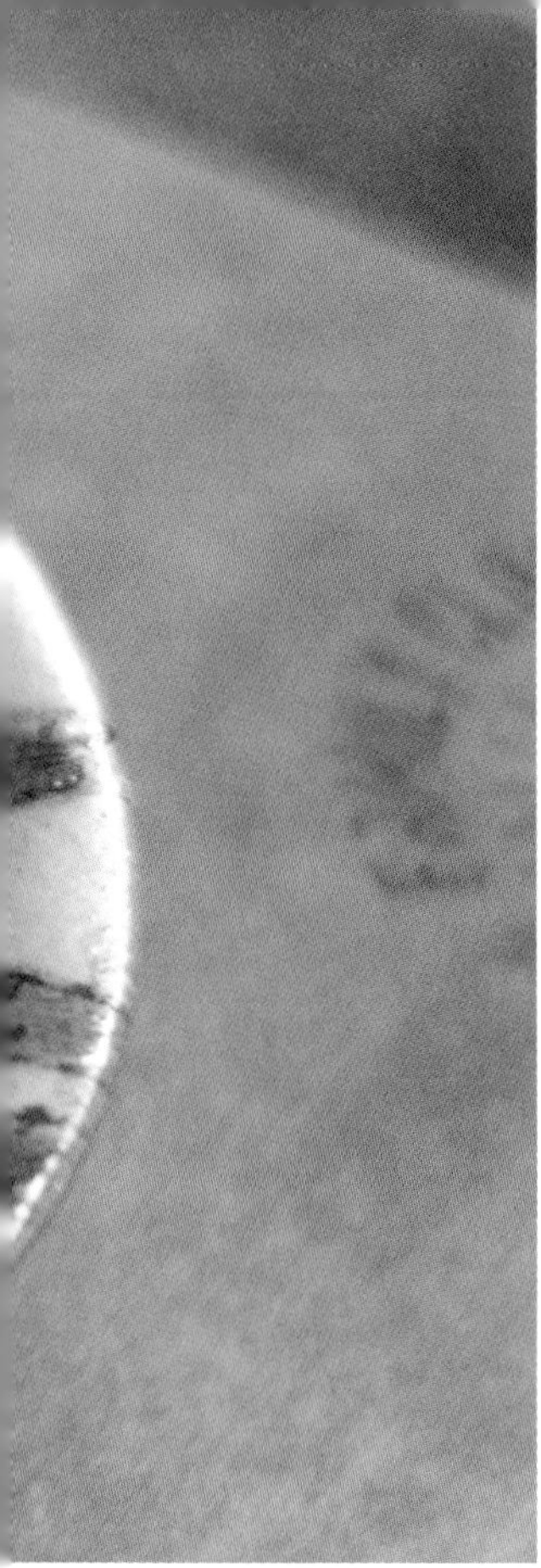

〔和食・洋食共通メニュー〕

休日につくって保存しよう

手作りグラノーラ

市販のグラノーラには油と糖質がたくさん含まれています。市販のグラノーラはお菓子だと思ってください。

グラノーラは食物繊維・ビタミン・ミネラルが豊富で、噛み応《ごた》えがあるので満腹感も得られます。多めに作っておくと、朝食のときにヨーグルトにかけたり牛乳をかけたりしてすぐに食べることができて、とても便利です。

密封容器に入れて常温で2週間ほど保存できます。

【材料（4人分）】

- オートミール……30g
- A
  - キヌア……大さじ1
  - 黒米……大さじ1
- クルミ&アーモンド……20g
- ゴマ……小さじ1

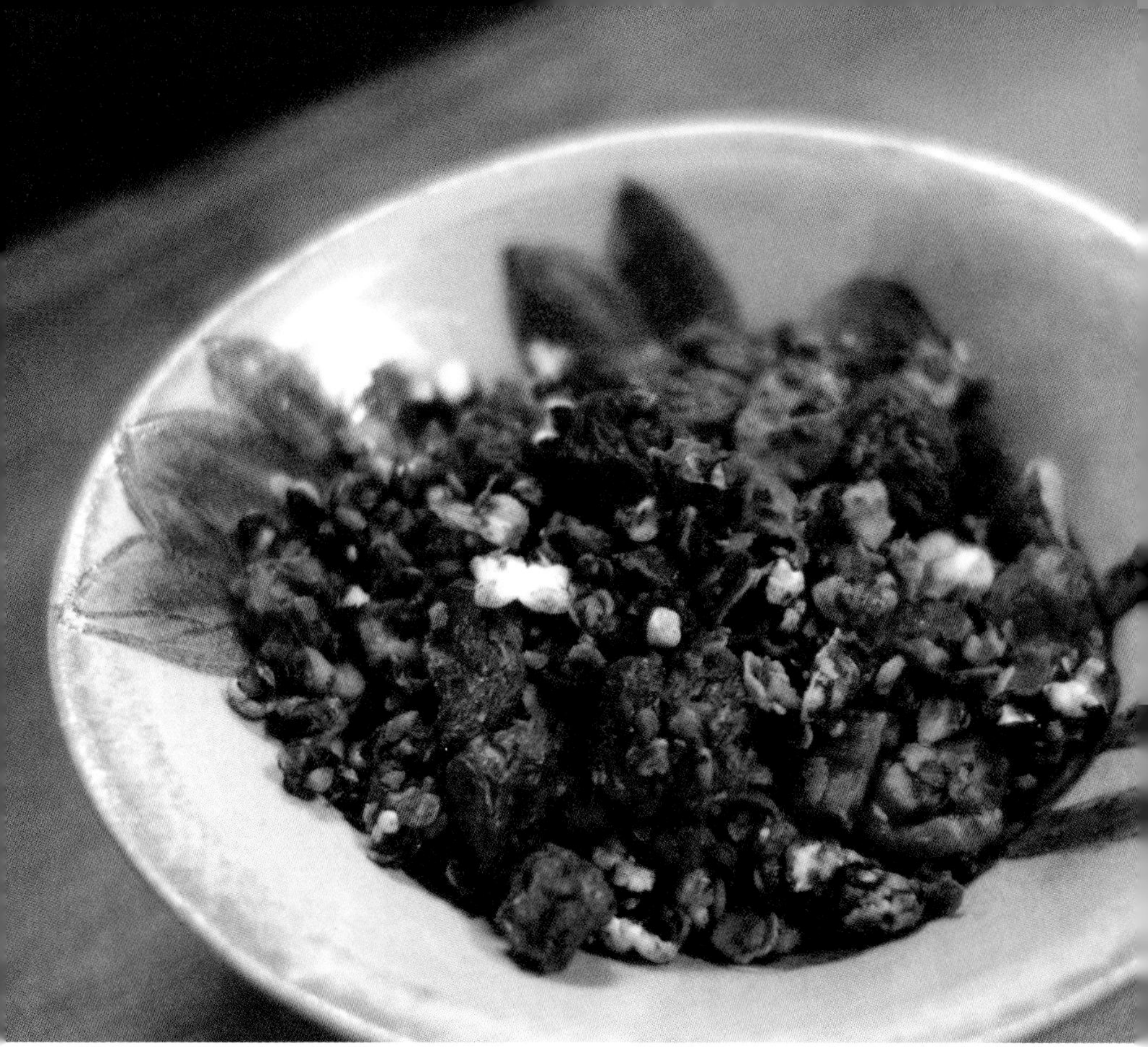

B
・きなこ……小さじ1
・ココナッツオイル……10g
・ハチミツ……大さじ1
・レーズン……20g
・ヨーグルト……120g

【作り方】
❶フライパンにAを入れて乾煎《からい》りする。飛び跳ねるので、ふたをかぶせて炒《い》る。
❷クルミ&アーモンド、ゴマを加えてさらに炒る。
❸Bをボウルに入れ、❷を加えて混ぜる。
❹オーブンを160℃に予熱し、オーブントレーにクッキングシートを敷き、❸を広げて15分焼く。
❺レーズンを加えて混ぜる。
※ヨーグルトを添えて食べる

〔和食・洋食共通メニュー〕

今朝からつくってみよう

食欲がないときに食べやすい朝食レシピ

ミネストローネパスタ

夕食の残りのスープを活用して、パスタを入れて一品にしましょう。ミネストローネは野菜や肉が多く含まれています。タンパク質が足りないようであれば、目玉焼きやゆで卵をつけて下さい。

【作り方】

ゆでたパスタをミネストローネ★と和《あ》えるだけ……

★ミネストローネの【材料・作り方】は142～143ページを参照

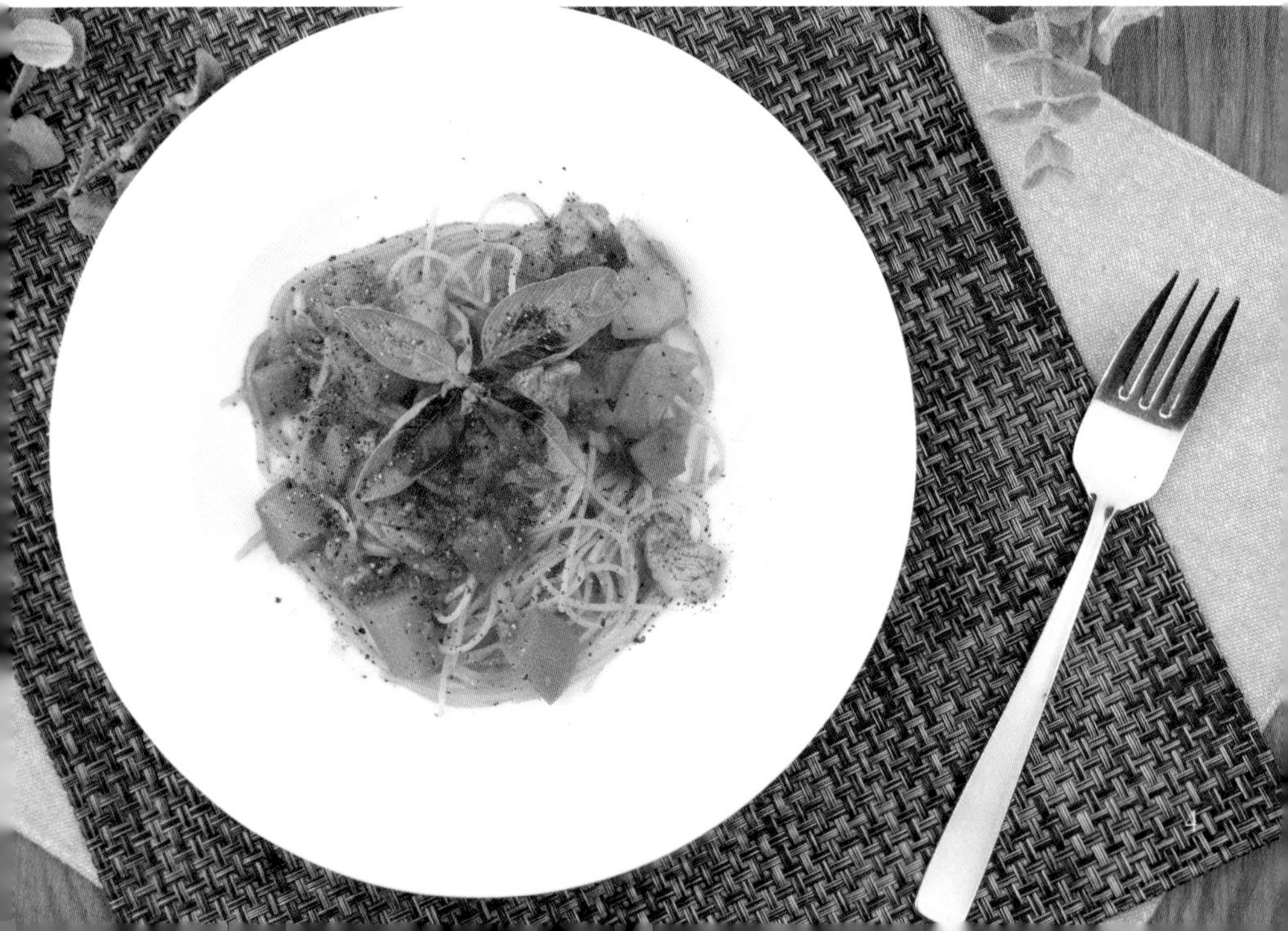

木の葉丼

朝のタンパク質として、卵、油揚げ、カマボコを利用し、野菜もついでに入れて一品でバランスをとりましょう。野菜は白ネギや小松菜など葉物を入れることもおススメです。

【材料（2～3人分）】

- 油揚げ……1／2枚
- カマボコ……1／4個
- 玉ねぎ……1／4個
- にんじん……1／4本
- 卵……2～3個
- 三つ葉……3本
- だし汁★……200cc
- みりん★……大さじ1
- 砂糖★……大さじ1
- 醤油……大さじ2
- ご飯……2～3杯

【作り方】

❶油揚げ、カマボコ、玉ねぎ、にんじんは細切りにする。

❷鍋に★を煮たて、❶を入れて煮て、溶きほぐした卵をいれる。

❸丼に盛ったご飯の上にのせて、三つ葉を散らす。

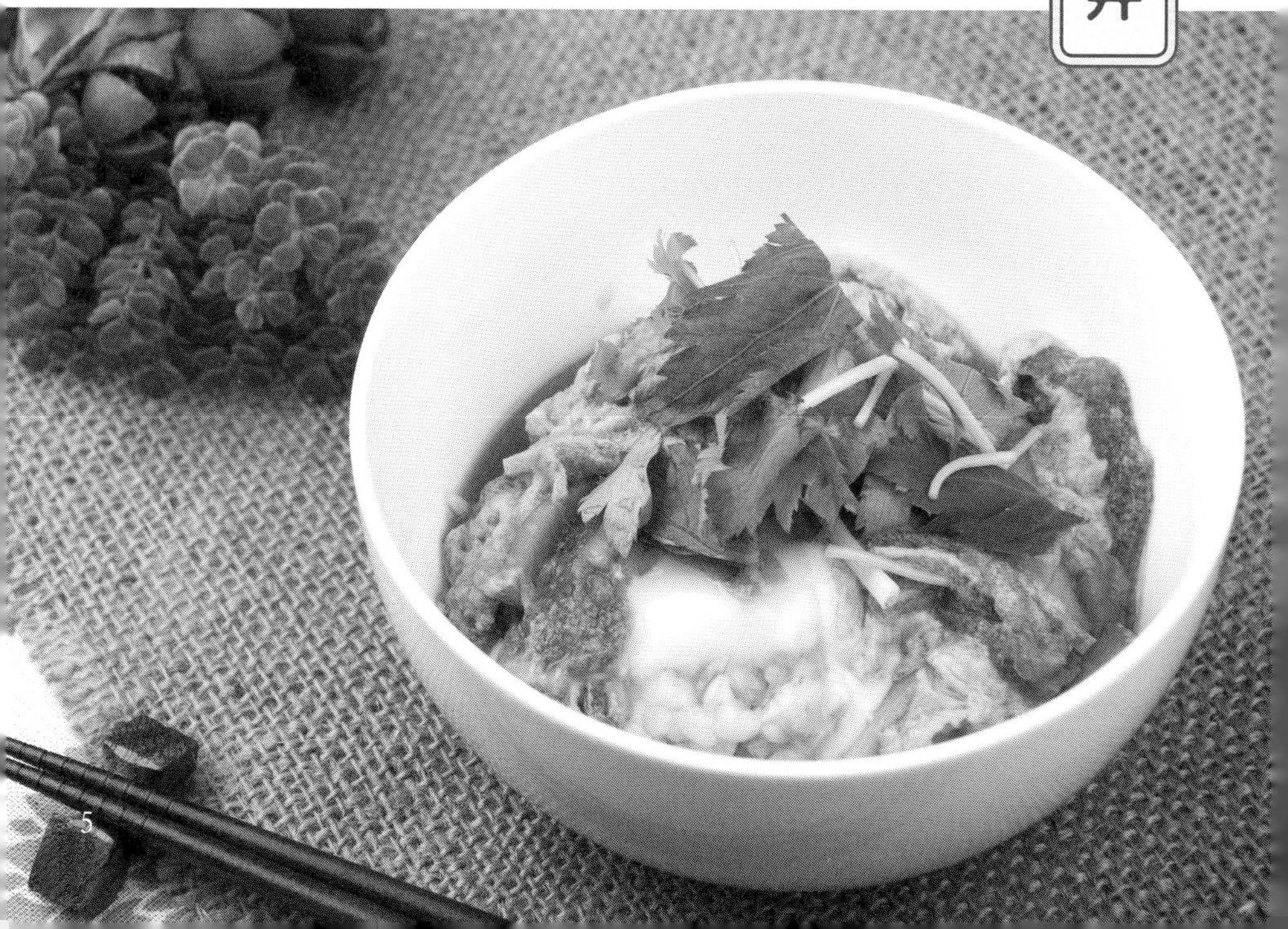

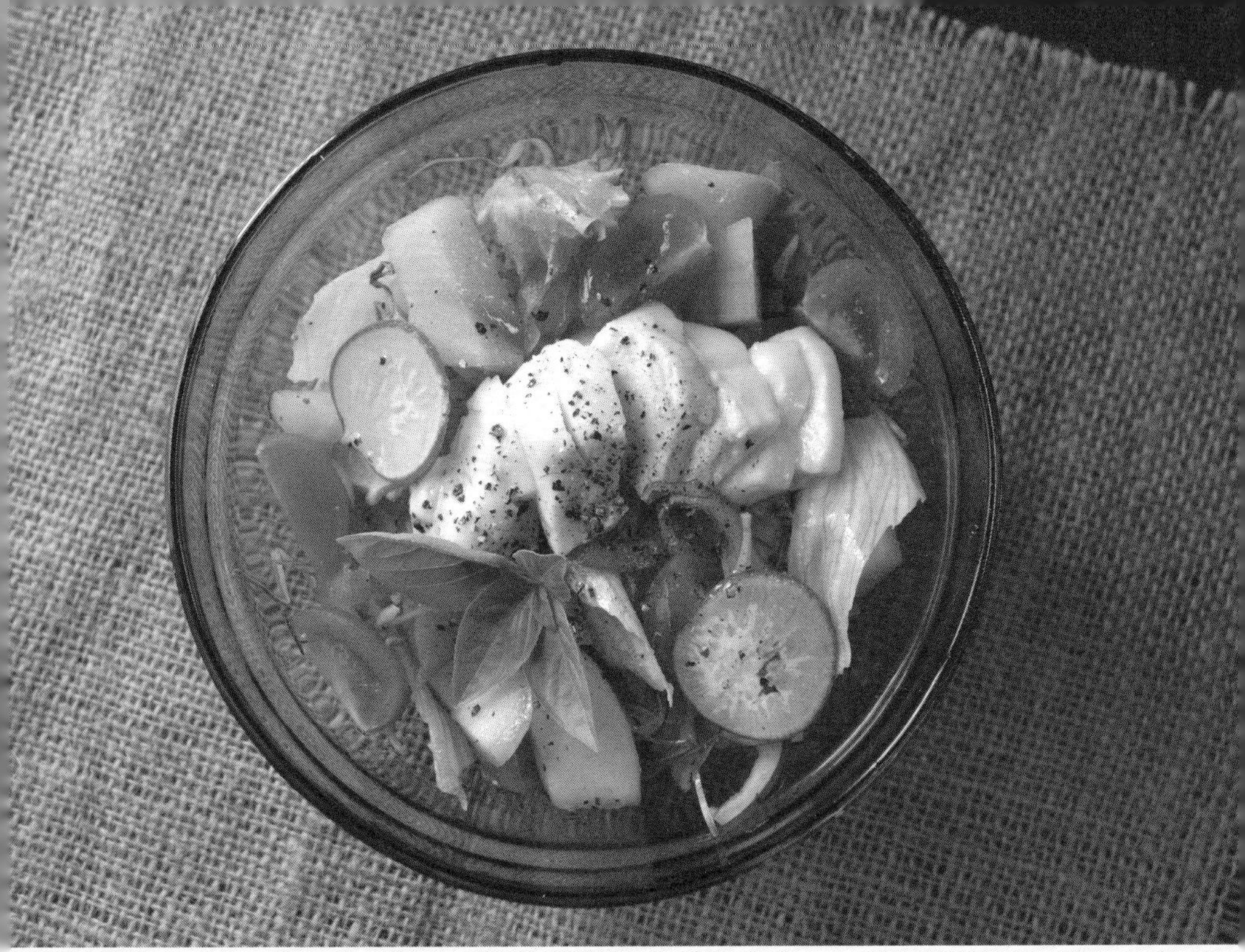

◎はじめに

　私が栄養士、管理栄養士になったのは、30代後半からです。元々、美容オタクな面があり、美容に良いと聞けば、高級な美容液や美容器具、プチ整形などすぐに飛びついて買いあさっていました。

　出産が20歳でしたので、子どもの成長や健康のことが第一で、自分の健康や食のことはすべて後回し。20代の頃はひどい食事や生活状況でした。夜中にインスタントラーメンやお菓子を食べまくる。焼き肉やラーメンを食べに行く。こんなことは日々行われていました。

　朝食は欠食し、喫煙をし、睡眠も毎日4時間ほどしかとれず、運動はせず、入浴はシャワーばかりで湯船に浸《つ》からない。

　不調はひどく、子どもの頃から一度も改善されたことのない強烈な便秘に毎日苦しめられました。冷え性、腰痛、シミ、しわ、乾燥肌、吹き出物……あらゆる健康・美容の不調がありました。

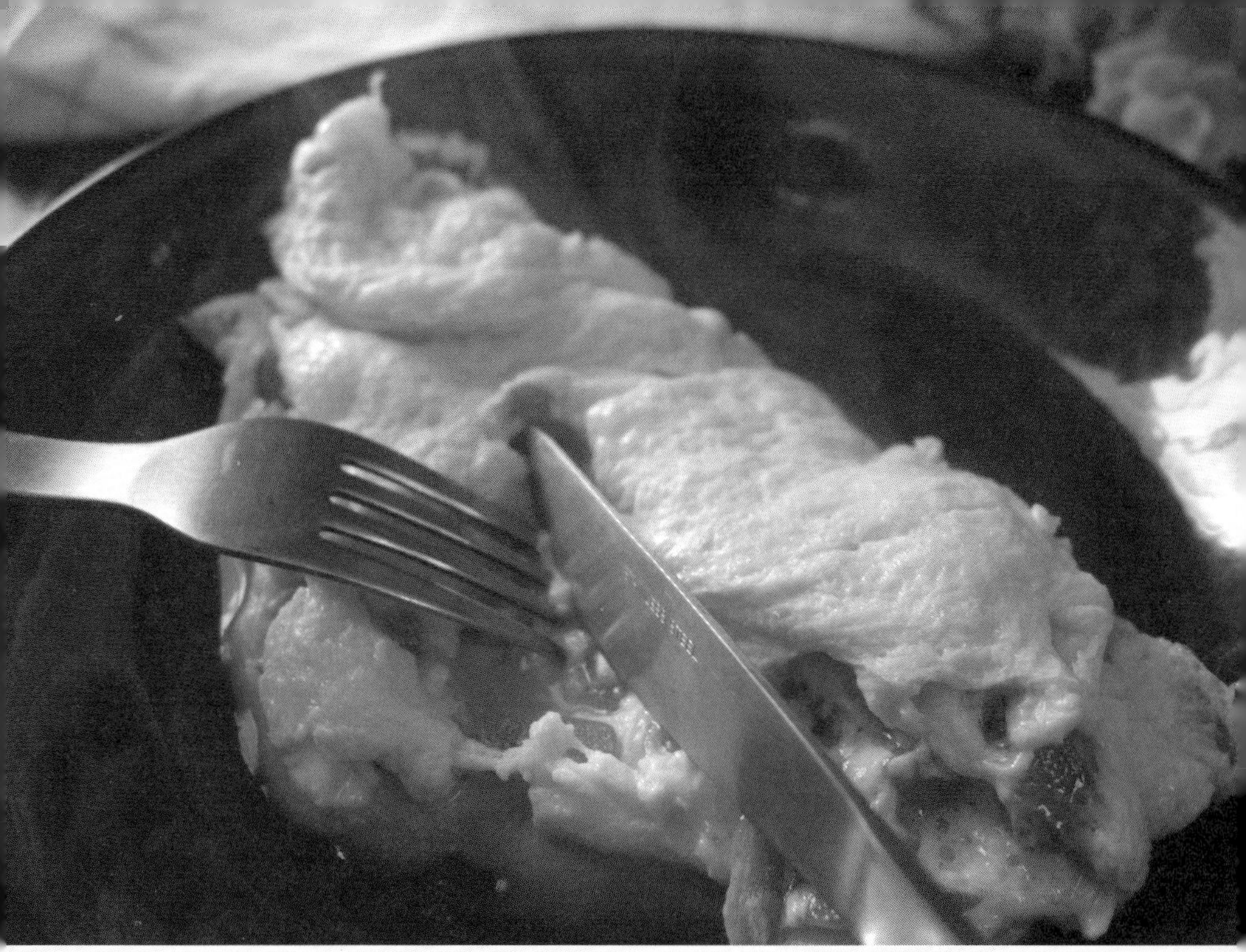

顔の吹き出物はまったくない状態は一度もなく、常に5個くらいあってそれが繰り返しぶり返すというものでした。

乾燥もひどく、どれだけ高額な化粧品やエステ、器具を使っても一瞬よくてもすぐに悪くなる……結局、美容整形のプチ整形に通いつめ、数か月に一度はヒアルロン酸やボトックス注射を繰り返し打ち続け、当然その内容はエスカレートしていく。

思えば地獄の日々……今思い出しただけでもぞっとします。このままではいけないと30代になってからようやくハッと目が覚《さ》めました。体の中から改善していかないと、どんどん老化は促進され、醜《みにく》くなっていくことに気づきました。

＊　＊　＊

美容栄養学の食事をするようになり、すべての不調は改善されました。特に便秘は残便感がなくなったことはそれまでなかったのですが、それもすべて改善。美容整形や高額な化粧品に頼ることも一切なくなりました。20代の頃、白髪がひどく

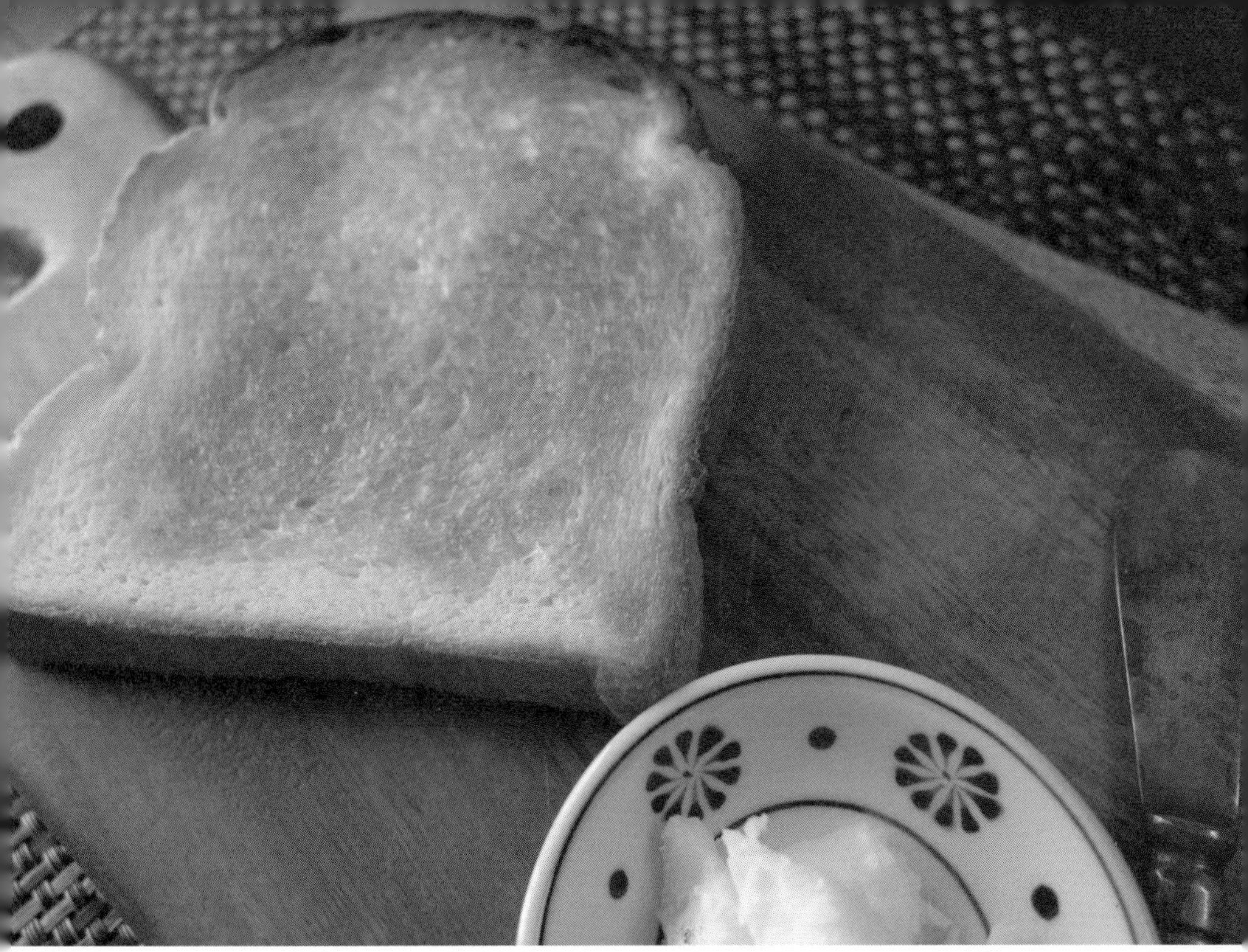

て髪を染めていましたが、今では白髪もゼロ……高額なトリートメントなど何もしなくてもまったく問題ありません。風邪もこの数年、ひいたことがありません。食事の大切さ、凄《すご》さをホンキで実感し、自分自身が救われ、本当に良かったと思っています。

美容栄養学を始めて、まず取り組んだことは、朝食です。朝食の欠食をやめて、サラダを中心に一汁三菜を摂《と》る、という食事を始めました。

仕事や学校、遊びなど昼間や夜はそれぞれ不規則になる場合があり、昼食や夕食は食事改善に取り組みにくいですが、朝食は家で摂るため、まずは朝食から変えていくことが食事改善、体質改善に近道でわかりやすく、簡単です。

＊　＊　＊

本書では、朝食に関するメカニズム、朝食を簡単に摂る考え方やレシピなど美容、健康朝食の内容が盛りだくさんです。未来の自分の美容、健康のためにぜひスペシャルフードである朝食を見直していきましょう。

【目次】

第7章 美容朝食のかんたんレシピ

［第1章］

朝食の現状

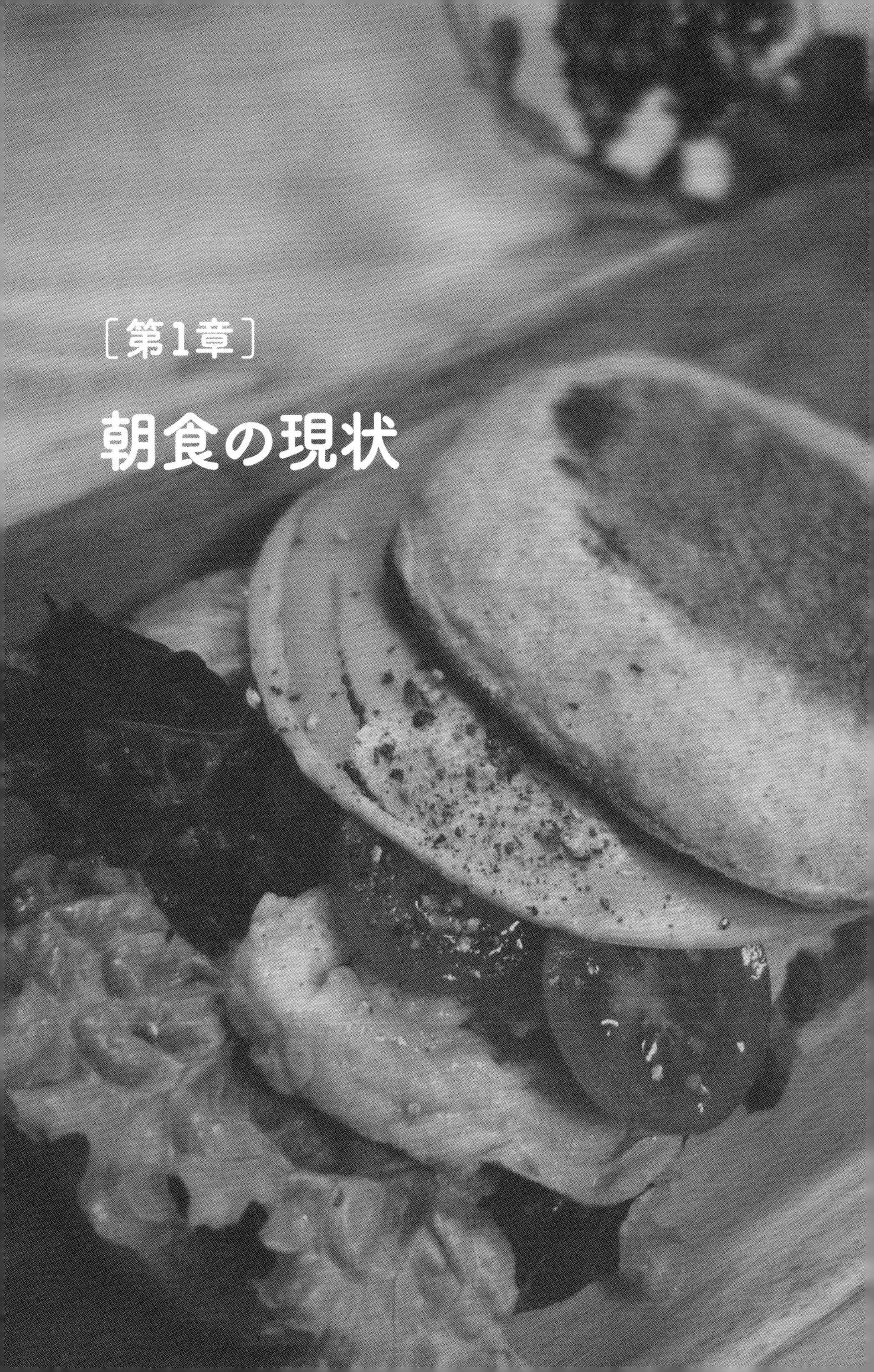

◎20代は朝食を食べない

私は今まで多くの方の栄養指導、保健指導を行ってきました。栄養指導や保健指導の対象者は何らかの体調不良や健康診断で悪い数値が出たなどの問題を抱えています。指導の際に食事について聴取すると、朝食に大きな問題がある人を多く見かけます。朝食を摂らない人も多く、小さい頃から長年の習慣になっている人も多いようで、朝食を摂っているとしても、パン、グラノーラやヨーグルト、野菜ジュース、コーヒーのように、単品になっている場合も少なくありません。

［図1］は、厚生労働省が調査している国民健康・栄養調査（平成29年）の結果です。

「朝食の欠食率は男性15・0％、女性10・2％である。年齢階級別にみると、男女ともにその割合は20歳代で最も高く、それぞれ男性30・6％、女性23・6％である。」

特に懸念されるのは男女ともに20歳代の朝食欠食が多いことです。

◎朝食欠食によるパフォーマンスの低下

［図2］、［図3］は文部科学省が行っている全国学力・学習状況調査の「朝食の摂取と学力との関係」「朝食の摂取と体力との関係」です。いずれも毎

厚生労働省「国民健康・栄養調査」（平成29年）

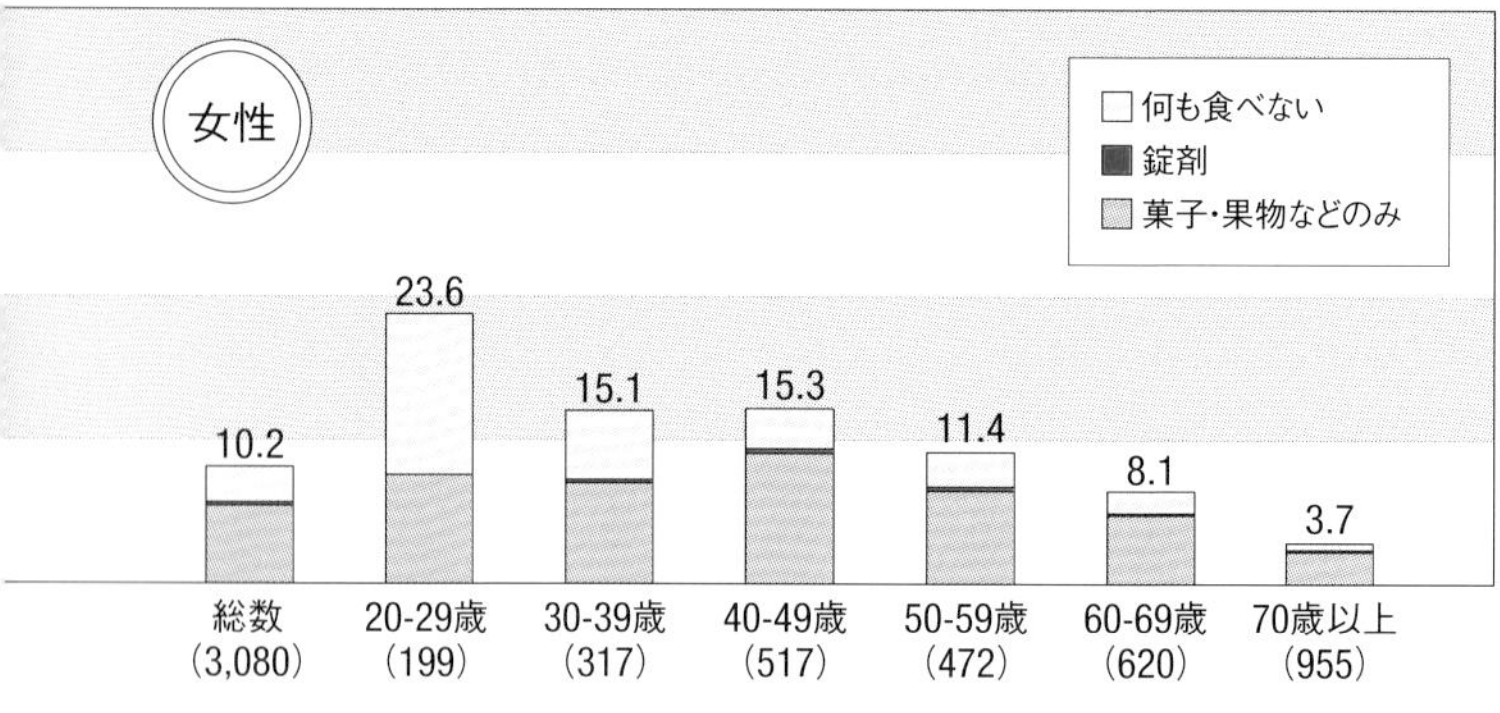

日朝食を摂る児童・生徒ほど、学力調査・新体力テストの得点がともに高い傾向が見られます。研究報告はありませんが、大人の場合、朝食を摂らないと集中力が低下して仕事のパフォーマンスが下がり、アイディアを出す発想力が低下したり頭の回転が遅くなったりするなど、何らかの支障をきたすことはいうまでもないでしょう。

◎朝食を抜く理由

では、なぜこんなに朝食を抜く人が多いのでしょうか。よくいわれている朝食欠食の理由を見ていきましょう。

朝食を抜く理由① **朝はお腹が空《す》かない**

「朝はお腹が空《す》かないから朝食を食べない」という意見をよく聞きます。本当にお腹が空いていないのでしょうか。夜寝る前はものすごくお腹が空いているけれど、夜遅く食べると太ると思って我慢して寝る……そして朝起きると夜中の空腹はどこへやら、という経験をした方も多いと思います。その考えられる原因の一つは次のようなことです。夕食で摂った食事の炭水化物などは体内でブドウ糖となります。そのブドウ糖はエネルギー源です。余分なブドウ糖は筋肉、肝臓、脂肪などに蓄積されます。つまり体にはエネルギー源が貯蓄されている状態ですから、「すぐに食事を食べてエネルギー補給を

図1：現在の日本人の朝食の状況

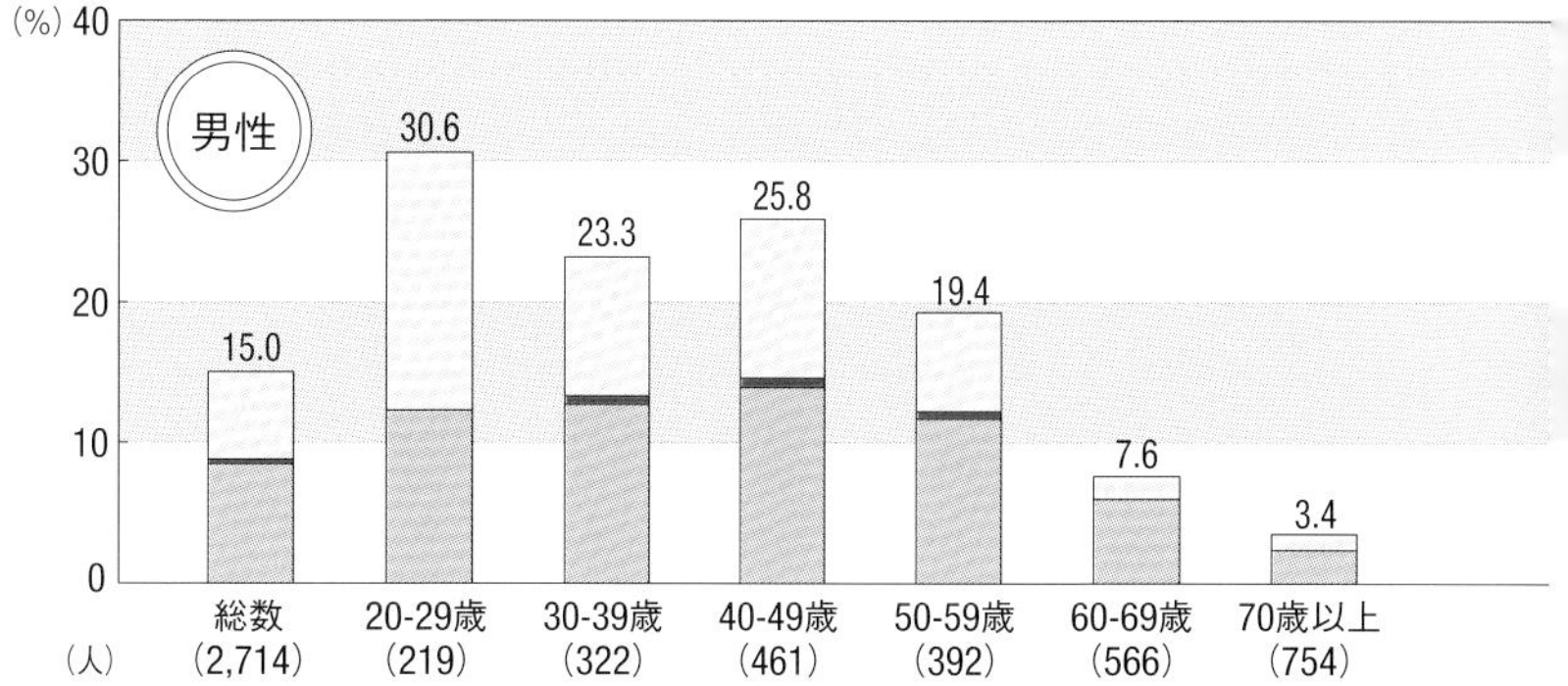

しなさい！」という体からの指令は起こりにくくなります。「エネルギーはたっぷり貯めてあるから外から摂らなくていいよ」となるわけです。

そもそも「朝はお腹が空かない」と言う人は、本当に毎日食べられないのでしょうか。普段は食べていないけれども、旅行に行くとバクバク食べる人がいます。むしろ、ほとんどそういう人ばかりではないでしょうか。料理旅館などに泊まると、朝食に美味《おい》しいホカホカのご飯にお味噌汁、魚の塩焼きやお浸しなど香りも良く、食欲をかき立てられるものが出されます。最近は朝食ブッフェの旅館やホテルも多くあります。焼きたてのパン、スープ、シェフが目の前で焼いてくれるトロトロのオムレツ……普段「朝は食べられない」という人でも思わず列に並んでいます。これはどういうことでしょうか。

朝起きたら、薫《かお》り高いコーヒーの湯気《ゆげ》や音、包丁でトントンと切る音、カツオ昆布だしのいいにおい……さまざまな感覚が鼻や耳、あるいは目にやってきます。すべて食欲が湧《わ》いてくるものばかりです。けれど実際はひとり暮らしでコンビニに頼る食生活が長かったり、朝起きても食べるものがなかったりして、適当にそのへんにあるパンやシリアルを食べているような人も少なくないでしょう。このような生活に馴れると、「面倒だからいいや」「バタバタして用意できない」「味が飽《あ》きた」、あるいは「朝食を買うお金がもったいない」などの概念が生まれ、食欲が起きなくなってしまうのです。要はシチュエーションです。食欲は脳の視床下部にある摂食中枢や満腹中枢により

文部科学省「平成29年度全国学力・学習状況調査」

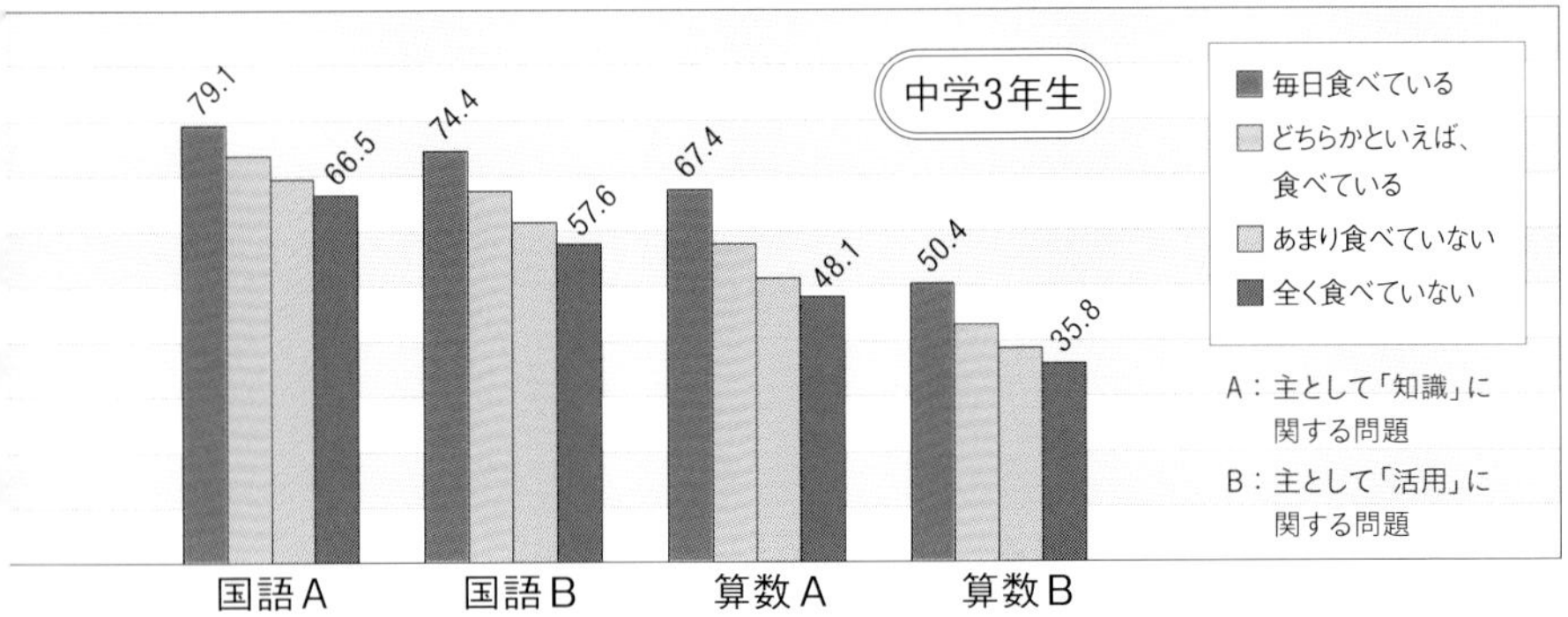

コントロールされています。においや音・食の経験などが影響し、食欲が湧いたり湧かなかったりするのです。

朝食欠食者には、子供の頃や学生時代から朝食を食べる習慣がないという人が多くいます。そんな人たちに対して、家族がどんなものを食べていたかを質問すると、「その辺にあるパンとか適当に食べていました。食べるタイミングもみんなバラバラです」という答えが多く寄せられました。とても朝から食欲が湧くような環境ではなく、きちんと食事を摂る経験をしていないことがわかります。しかし記憶は塗り替えることができます。朝食欠食は特に午前中の仕事や勉強の集中力に大きく関わります。朝食を食べないと1日を損してしまいますし、ひいては人生に多くの損をもたらすのです。それは非常にもったいないことです。ぜひ朝に食欲が湧くような工夫をしましょう。

朝食を抜く理由② 朝食を食べると眠くなる

「朝食を食べると眠くなって集中力が落ちるから、わざと食べないようにしている」と言う人がいます。食事量が多すぎて満腹まで食べてしまうと、消化するために血液が消化管へ集中し、脳が軽いエネルギー不足のような状態になって、ぼーっとしてしまうことがあります。そのため、朝食量は腹8分目までに留《とど》めるようにしましょう。

また、こういった人たちに詳《くわ》しくお話を聞いてみると、昼食後に襲われる睡魔のことを言っている場合も多くあります。朝食を摂らないと空腹時間が

図2：朝食の摂取と学力調査の平均正答率との関係

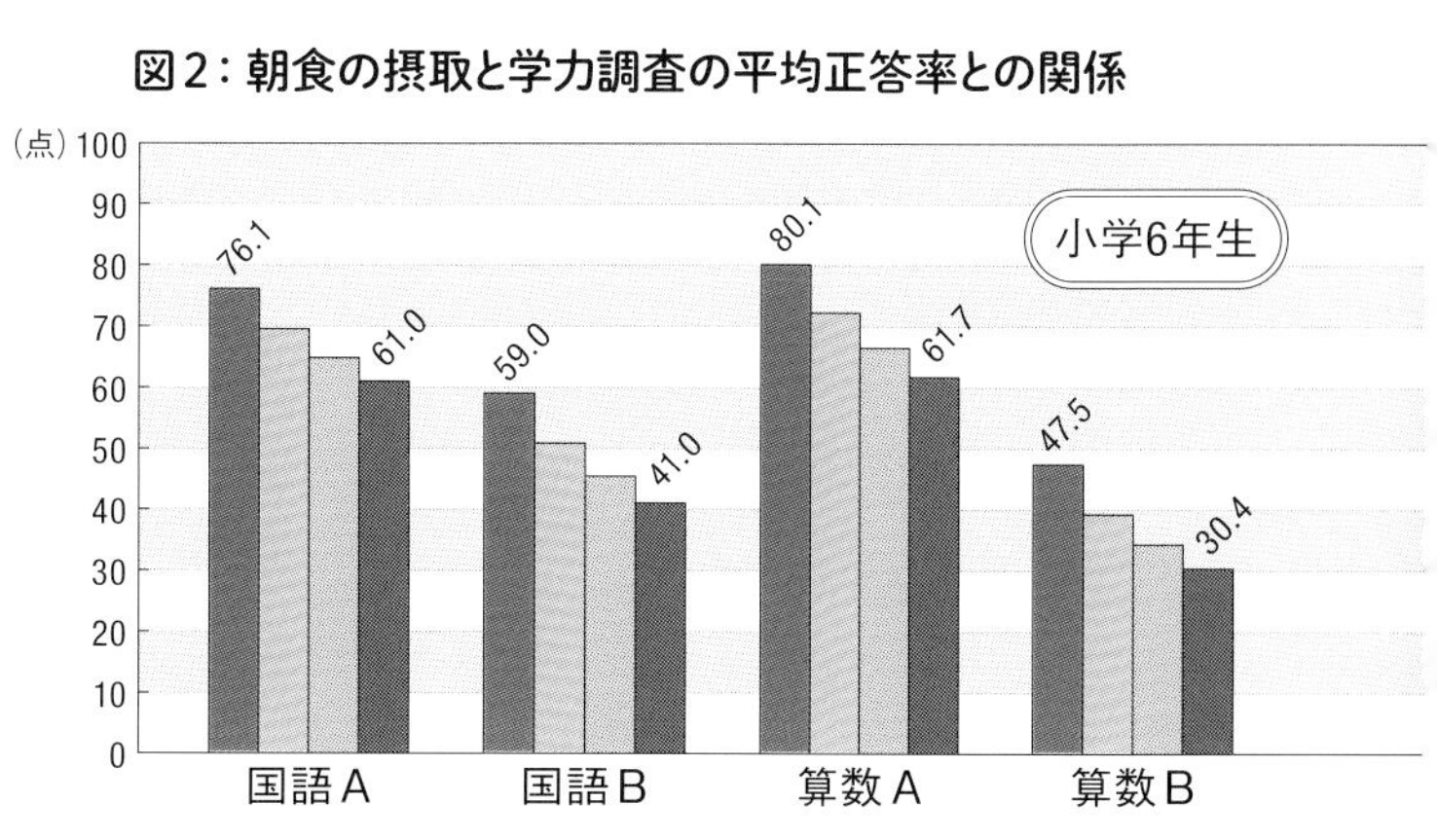

長くなります。すると昼食でエネルギーをたくさん取り込もうとして、血糖値が急激に上がります。血糖値が高くなると、今度は血糖値を下げて平常の血糖値に戻そうとします。このように血糖値が急激に下がると軽い低血糖状態になり、脳へエネルギーが届きにくくなってしまうのです。その結果、集中力が低下して睡魔に襲われます。血糖値の急降下を起こさないためにも、朝食欠食は避けた方が良いでしょう。朝食を摂って集中力アップにつなげましょう。

また、午後の睡魔には体内時計が関係していることが明らかになってきました。人間の脳は1日に2回、起床から8時間後と22時間後に眠くなる「覚醒リズム」が備わっています。この1回目の眠気である起床8時間後（朝6時起床なら14時）が、午後の眠気の正体といわれています。そのため、どうしても午後に眠気に襲われて仕事に集中できないと言うことがあれば、計画的に仮眠をすることをおススメします。眠くなる前に仮眠をすると良いです。起床後6時間後くらいが良いので、およそ昼休みの時間になります。

また、仮眠の時間は30分以内にすると良いでしょう。仮眠の長さは5分程度でも頭をスッキリさせることができます。さらに6～15分ほど仮眠すると、脳内の睡眠物質も分解されて、その後の作業効率が上がることが証明されています。逆に仮眠が30分を過ぎると夜の睡眠に必要な深い脳波が出てしまい、夜の睡眠に影響を及ぼしてしまいます。30分以内の仮眠を心がけましょう。

スポーツ庁「平成28年度 全国体力・運動能力、運動習慣等調査」

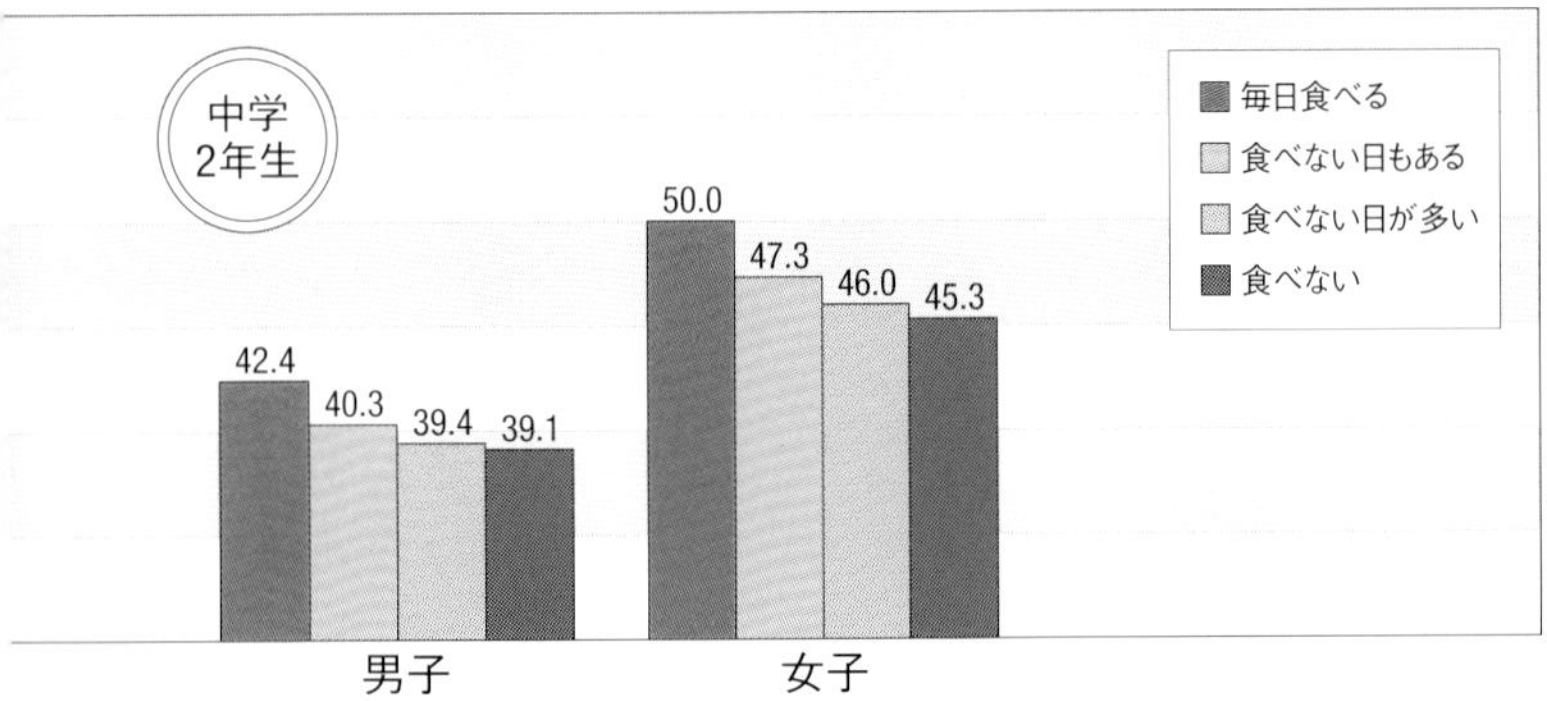

朝食を食べる時間がない

朝が弱い人の多くは、ギリギリまで寝ていたいのです。その気持ちはわかります。そもそも朝起きるのがつらいという状態は、睡眠不足です。また、睡眠時間は満たされていても睡眠の質が悪く、疲労感がしっかり回復していない状態で起きにくくなっている場合もあります。

まずは、生活リズムを見直しましょう。何時に寝て何時に起きれば体が一番ラクになるのか、試してみることが大切です。睡眠時間は7時間が良いなどと言われますが、すべての人に当てはまる明確な見解は出ていません。4時間で体調の良いショートスリーパーの人もいれば、10時間寝ないと体がもたないロングスリーパーの人もいます。睡眠のサイクルは90分といわれています（個人により異なるという見解もあります）。睡眠中はノンレム睡眠とレム睡眠が交互に起こり、そのサイクルが90分ごとに起こりますので、6時間・7時間半などがスッキリ目覚めるのに適しているという見解もあります。

朝食を摂る余裕のある起床時間を考えて、自分に合った睡眠時間を逆算して就床時間を決めましょう。そして、休日でも変わらず毎日決まった生活リズムで過ごすようにしていきましょう。朝食を食べる時間がないのは言い訳でしかありません。朝食を食べる時間はつくるものです。

睡眠の質を上げるために、しっかりと熟睡する必要もあります。寝つきが悪い、夜中に目が覚めるなど睡眠が浅い状態を改善する必要があります。寝

図3：朝食の摂取と新体力テストの体力合計点との関係

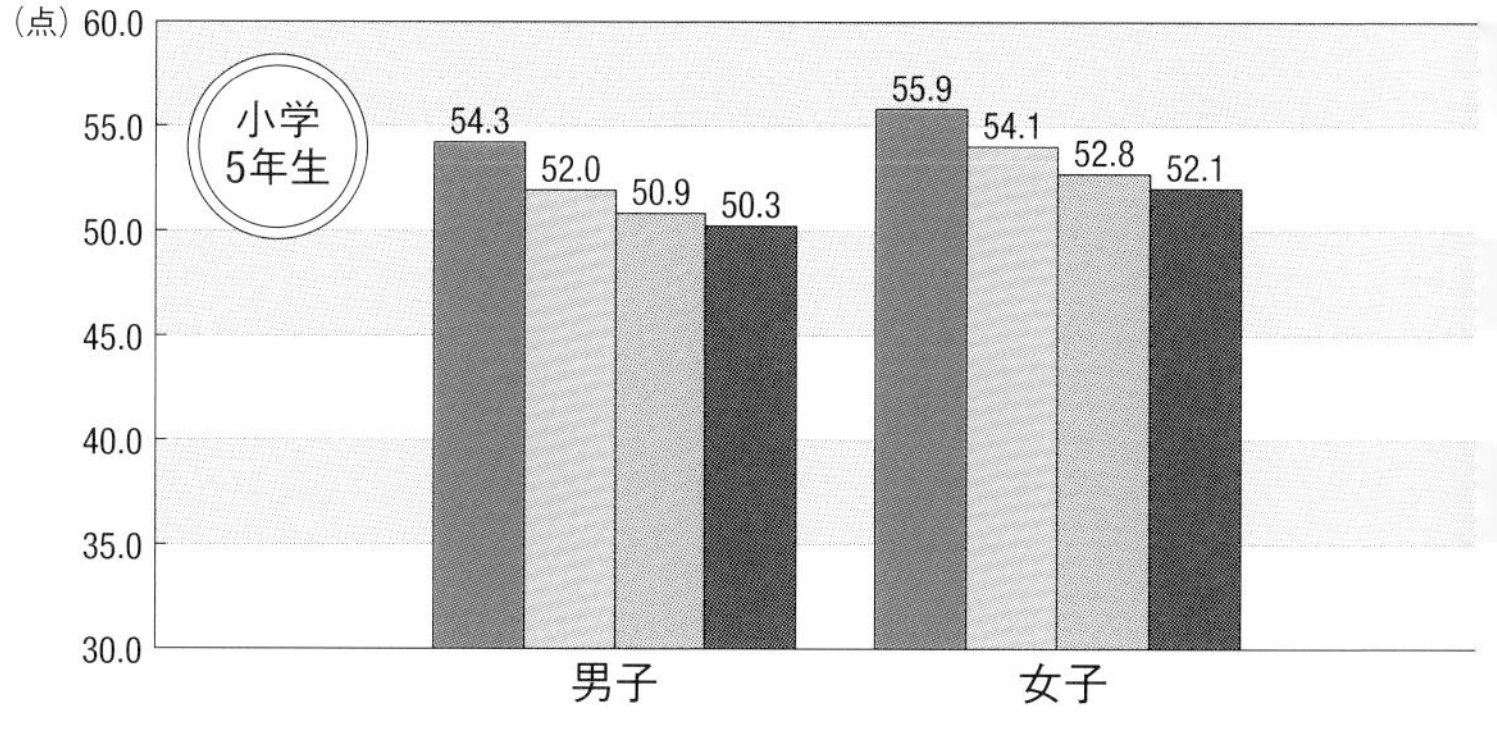

入ってから最初の深い眠り、ノンレム睡眠時には成長ホルモンが多く分泌《ぶんぴつ》されます。成長ホルモンは代謝《たいしゃ》に関わるホルモンで、肌生成や細胞の修復、脂肪燃焼、コラーゲン生成、脳の疲労回復など、健康・美容に大きく関わっています。

睡眠の質を上げるには、自律神経の副交感神経を優位にする必要があります。自律神経には活動モードで主に昼間に優位になる交感神経と、リラックスモードで主に夜に優位になる副交感神経があります。寝る前にテレビ・パソコン・スマートフォンなどから出るブルーライトを浴びていると交感神経が優位になり、脳が覚醒《かくせい》して睡眠の質が下がります。寝る1時間くらい前からブルーライトを避けて、本や音楽、ハーブティーなどでリラックスして就床するようにしましょう。

また、寝る前に入浴すると体温が上がります。その後体温が下がってきたところで就寝すれば、よい睡眠が得られやすくなります。ただし、入浴直後は体温が高いので、就寝1時間くらい前までには入浴をすませましょう。しっかり熟睡して成長ホルモンを分泌させれば美肌や疲労回復にもつながり、朝はスッキリ気持ちよく目覚めます。そして、朝食も美味しく食べることができ、1日の仕事や勉強がはかどります。

朝食を抜く理由④

朝食をつくるのが面倒

朝の忙しい時間から理想の朝食をつくろうとすれば、大変な労力になります。朝食後は鍋やお皿の洗い物が増えて面倒だし、時間も多く取られます。かといって、コンビニで前日に買っておいても毎日だと飽きてしまい、結局、買うことすら面倒になり、「食べなくてもいいや」となってしまいます。頑張る人ほど、ちゃんとしたいと思うかもしれません。お弁当を作らないといけない場合は、お弁当づくりに一生懸命になってしまって時間がなくなり、朝食は適当になることもあります。

完璧にすることはありません。手抜きで良いのです。食欲が湧き、美味しくて、栄養バランスが整った朝食を簡単に作るためには工夫が必要です。パターンを決めて少しの工夫で最高の朝食タイムを過ごしましょう（詳しい作り方レシピは第7章で）。

朝食を抜く理由⑤ 朝食に何を食べれば良いかわからない

朝食は大切な食事ですが、それでは何を食べたら良いのでしょうか。何を用意していいかわからない、コンビニで何を買えば良いのかわからない。そんな声をよく聞きます。パンだけ、おにぎりだけ、といった朝食も多く見受けられます。それは知らないだけのことです。この本を読んでいただいているあなたは、読み終えたころには何を食べたら良いのかわかるようになっています。ぜひ最後までお楽しみください。

朝食生活で、夕食の「食べ過ぎ」防止
高山胡桃さん

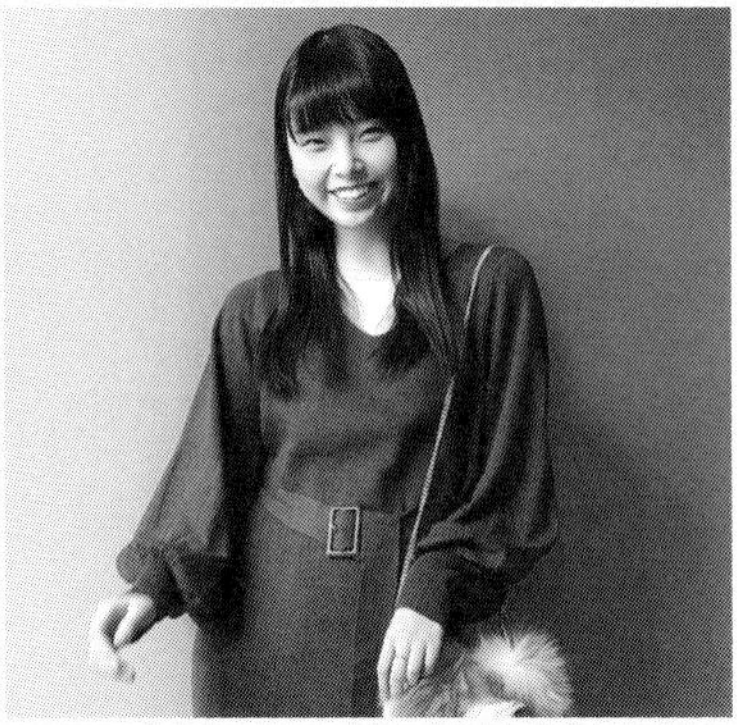

❶ •毎日欠かさず、お風呂に入る前に自分の体を鏡で確認する
•寝る前のトレーニング＆脚のマッサージ
•できるだけ半身浴をして汗をかく
•満腹になるまで食べない •ヨガやトレーニングで体づくり
•笑顔でいることを忘れない

❷ •足の浮腫や冷え •敏感肌

❸ •代謝を下げないように朝食を食べる •夜は食べすぎない
•運動をして体を動かす •タンパク質を摂る

❹ •朝食を食べることで夕食の食べ過ぎを防ぐことができる
•運動をすることで代謝が上がり、痩せやすくなった

❺ •2002年7月29日（17歳） •168cm •49kg

❶スタイルの維持と健康に普段から気を付けていることや実践していること ❷美容と健康面で気になっていること、悩み ❸池上淳子先生の指導やアドバイスで取り入れていること ❹③の結果、効果など ❺生年月日（年齢）、身長、体重等のプロフィール

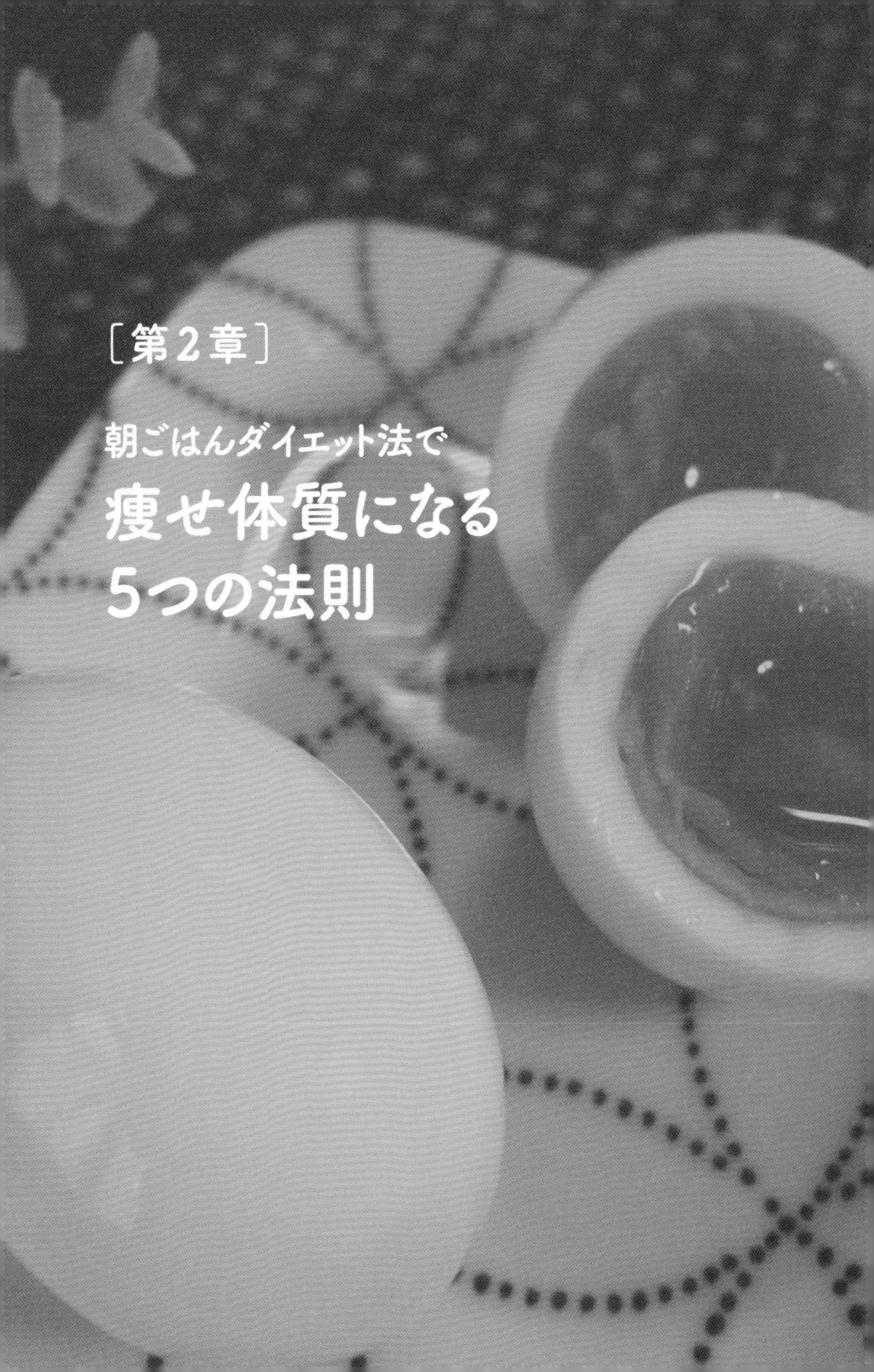

［第2章］

朝ごはんダイエット法で
痩せ体質になる5つの法則

痩せ体質になる法則❶ 生活リズムで痩せ体質

◎体内時計とは

2017年のノーベル生理学・医学賞は、体内時計を生み出す遺伝子「時計遺伝子」とそのメカニズムを発見した3名のアメリカの研究者に授与されました。このことにより、体内時計やその重要性が広く知られるようになりました。

私たちの体には、約24時間周期で多くの体内現象の時間を調節している体内時計というメカニズムが存在します。体内時計は代謝、ホルモンの分泌、睡眠リズムといった概日リズム（サーカディアンリズム：1日を周期として起こる体内環境の変動）を担っています。これは、活動・睡眠といったわかりやすい変化だけではなく、目に見えない・感じることのできない体内のさまざまな現象を調節しています。

たとえば、朝に血圧や心拍数が上がり始め、昼に血中へモグロビン濃度が最も高くなり、夕方に体温が上がり、夜に尿の流出量が多くなり、夜中に免疫細胞のヘルパーT細胞の量や成長ホルモン分泌が最大になります。

体内環境の概日リズムに異常が起きると睡眠障害などのリズム障害を引き起こすだけでなく、ガン・精神疾患・生活習慣病・肥満・糖尿病・免疫疾患・

アレルギー疾患などを引き起こす原因にもなると考えられています。

◎中枢時計と末梢時計

脳の視床下部には、左右の視神経が交差するところに一対備わっている視《し》交叉上核《こうさじょうかく》という約1万個の神経細胞からなる神経核があり、体中の概日リズムを制御する中枢時計として、総司令塔のような役割を果たしています。この概日リズムは視交叉上核だけではなく、目、心臓、肺、肝臓、筋肉などの末梢《まっしょう》器官の細胞にもみられ、これらを末梢時計と呼びます。中枢時計は全身に存在する末梢時計の司令塔でもあります。

◎体内時計のリセット

地球の自転周期は24時間（正確には約23時間56分4秒）ですが、体内時計の周期はそれとは異なっています。以前から「人間の体内時計は25時間、または24・5時間」といわれてきましたが、近年のアメリカ・ハーバード大学の研究によると24時間11分、国立精神・神経医療センターの研究では24時間10分とされ、二つの研究結果はほぼ一致しています。地球の周期と体内時計の周期の差は10分程度ですが、毎日リセットしないと体内時計のズレはどんどん蓄積してしまいます。

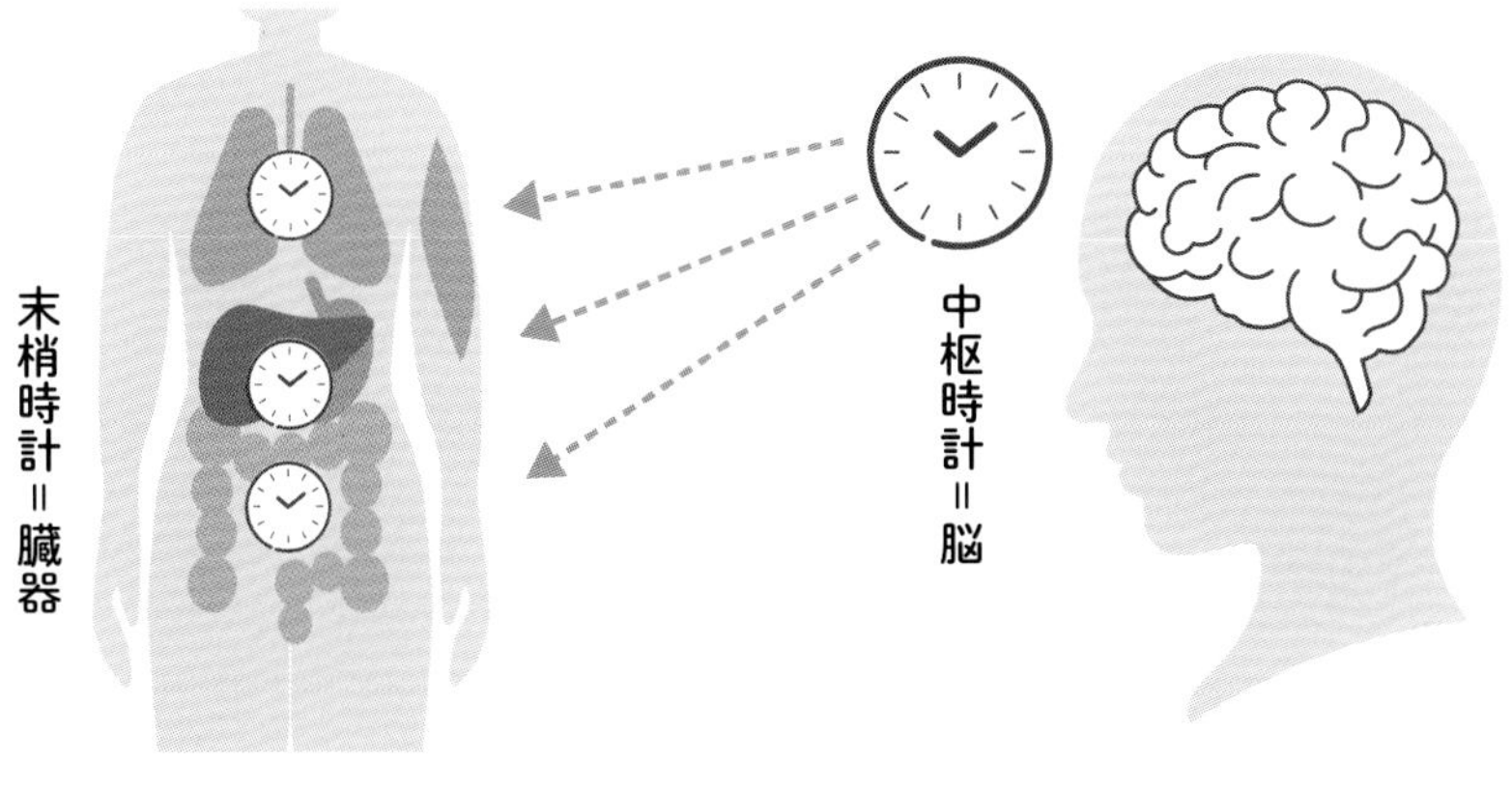

〈体内時計のリセット法〉

●中枢時計をリセットする方法

朝の光を浴びることです。

私たちの行動を支配する中枢時計は「光」によってリセットされます。中枢時計をつかさどる視交叉上核は脳の視床下部の中、目から伸びる視神経が交叉する位置にあります。目から入った太陽の光を感じることによって中枢時計の針がリセットされ、1日の活動をスタートするように指令が出るのです。朝起きたらできるだけ早く、太陽の光を浴びましょう。

●末梢時計をリセットする方法

朝食を摂ることです。

先述のとおり、体内時計は視交叉上核だけに存在するわけではありません。体のさまざまな組織に存在する末梢時計は「朝食を摂る」ことでリセットされ、その日1日の活動がスタートするという仕組みになっています。食後に血糖値が上がって膵臓《すいぞう》から分泌されるインスリンは、血液中のブドウ糖を細胞に取り込んで血糖値を一定に保つ働きをもつと同時に、時計遺伝子に信号を送って体内時計をリセットするという役割を担っています。そのため、体内時計を正常に動かすためには、血糖値を上げる炭水化物を朝食に摂ることが大切なのです。

◎体内時計が乱れることにより起こる不調

先ほど述べたように、体内時計は1日の活動に合わせてホルモン分泌、血圧、血糖、体温などのリズムを管理しています。体内時計のリセットが毎日キチンと行われないと、実際の活動に体が合わせられなくなって体調不良を引き起こしてしまいます。疲労感、倦怠感《けんたいかん》、気持ちの落ち込み、仕事の能率低下、成績の低下、集中力・記憶力の低下、運動パフォーマンスの低下などの不調があらわれます。さらに代謝も悪くなり肥満になりやすくなります。それだけではなく、糖尿病やガンなどの疾患も体内時計の乱れが関与していることがわかっています。

◎体内時計が乱れないように避けた方が良いこと

●毎日同じ生活パターンを

平日は早寝早起きをしていても、週末や休日は夜更かししてしまったり起床時間が遅くなってしまったりすることは多いと思います。しかし、平日と休日の睡眠時間帯の差が大きくなると、体内時計に狂いが生じやすくなります。そのため、休日であっても起床時間や就床時間は平日時と2時間程度の差におさまるように過ごすのが良いでしょう。

●就床前のブルーライトを避ける

就床前にテレビ、パソコン、スマートフォンなどブルーライトの強い画面を見ていると、光によって体内時計が後ろにずれてしまい、眠りにつく時刻が遅くなってしまう可能性があります。ブルーライトは自律神経の活動モードである交感神経を優位にするため脳が興奮状態になり、睡眠の質が低下してしまうのです。しっかり熟睡できる良い睡眠が取れていれば朝もスッキリ目覚めることができますし、成長ホルモンがしっかり分泌され、睡眠中に疲労回復や肌生成などが盛んに行われるようになります。就床1時間前からブルーライトを避けて、本を読む、リラックスできる音楽を聴く、アロマオイルで香りを楽しむなど、寝る前の過ごし方を変えてみましょう。

◎時間栄養学の食事の考え方

●時間栄養学とは

栄養学は1日に必要な栄養素を示しますが、そこに時間の概念を取り入れた学問が「時間栄養学」です。体内時計との関わりも含めた食生活の改善点が挙げられます。

●朝食量の比率

3食の食事量の比率は夕食が高くなる場合が圧倒的に多くあります。朝食は小食、夕食は過食状態になりやすいものです。理想は、朝食は日中のエネルギー源となって活動性を高めてくれるので、たっぷりのエネルギーと多くの栄養素が必要です。逆に夕食はエネルギー補給が日中ほど必要ではないので少なめにします。夕食で摂り過ぎたエネルギーは中性脂肪として蓄積されやすくなります。朝食は、3食の中で一番食事量も食事内容も意識して摂ることが重要です。少なくとも、1日の1／3量は摂るようにしましょう。でも〝腹八分目〟ですよ。

●ホルモンと肥満

副腎皮質《ふくじんひしつ》ホルモンのコルチゾールは脂肪の代謝に関わっています。このホルモンも分泌に日内変動があり、早朝に高く夜間に低くなります。つまり午前中は脂肪の分解作用が高くなり、夜間には脂肪の合成作用が高まります。朝食を摂らない場合、夕食を大量に摂っていたり、夜中に食事を摂っていたりする場合が多いのですが、コルチゾールのせいもあり、同じものを食べていても朝に食べるよりも夜に食べるほうが太りやすくなるのです。

●絶食時間をつくりましょう

朝食のことを英語でブレックファースト（breakfast）といいますが、これは断食《だんじき》（fast）を破る（break）という意味になります。睡眠時間は前の夜から食を断っているため、「断食時間」であるといえます。1日の始まりに「断食を破る食事」が朝食です。まさに朝の始まりのスイッチを入れることなのです。朝食には末梢時計のリセット効果がありますが、この効果を引き出すためには十分な絶食時間が必要です。絶食時間があると、朝食時にインスリンが分泌されやすい状態になり、体内時計をリセットしやすくなります。前日の夕食と朝食との間隔は10時間空けることが望ましいとされます。たとえば、朝食を7時に食べるなら、前日の夕食は21時までに食べ終えるようにします。

●夕食時間が遅くなるときの補食法

夕食の時間がどうしても遅くなってしまう場合には、夕方に補食を摂って分食をするようにします。補食は食事の一部を事前に摂るものです。間食（おやつ）とは異なります。夕方の17〜18時頃に補食を摂って、その分遅い夕食量を減らすようにします。

【夕方の補食におススメの食材】
おにぎり、サンドイッチ、バナナ、ヨーグルト、チーズ、ノンフライナッツ、高カカオ（70％以上）チョコレート、シリアルバーなど

夕方の補食に不向きな食材

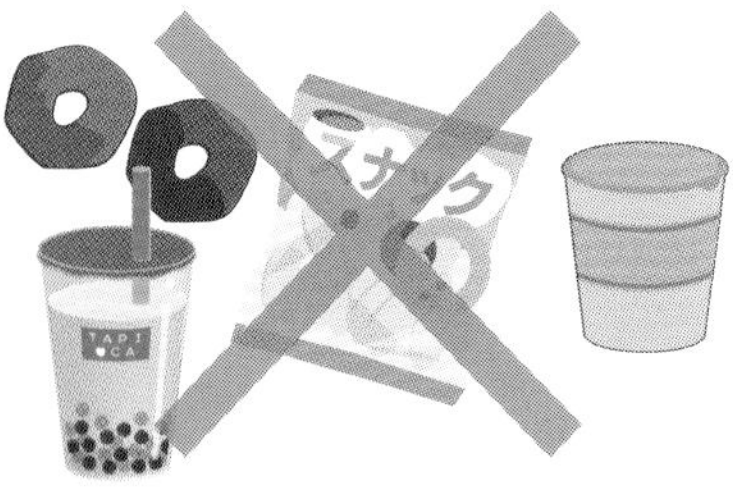

夕方の補食におススメの食材

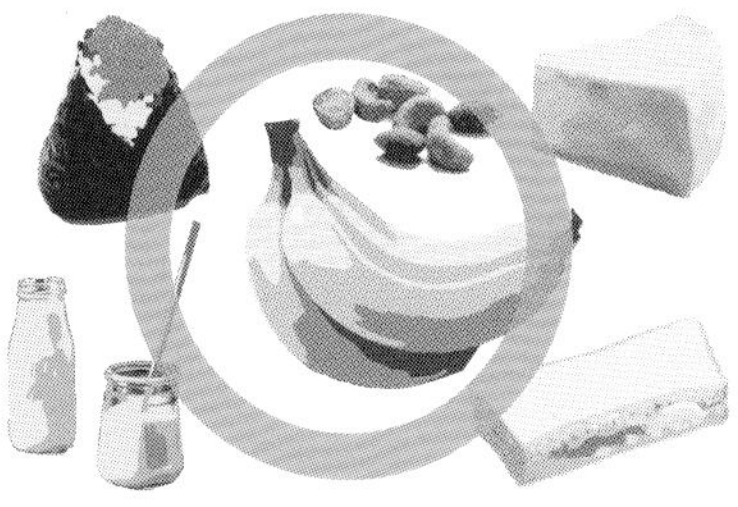

【夕方の補食に不向きな食材】
菓子類全般、菓子パン、ドーナッツ、カップ麺、甘い飲料など
【遅い夕食におススメの食材】
野菜、きのこ、海藻、大豆製品全般、卵、魚、魚介類、赤身肉など
【遅い夕食に不向きな食材】
ご飯、パン、麺類、揚げ物、甘い食べ物など

●朝食の時間

起床から朝食までの時間が長かったりすると、中枢時計は朝の光で進んでいるのに、末梢時計は朝食を摂らないため進まないことになり、脳と体がアンバランスな状態になります。すると、心身の不調が引き起こされたり、代謝が乱れて肥満になりやすくなります。必ず朝食は摂りましょう。朝食は、起床後1時間以内に食べることが望ましいです。通勤途中や会社に着いてから朝食を摂る人もいるかと思いますが、家で朝食を摂る工夫をしましょう。起床後できるだけ早く食べることをおススメします。

遅い夕食に不向きな食材

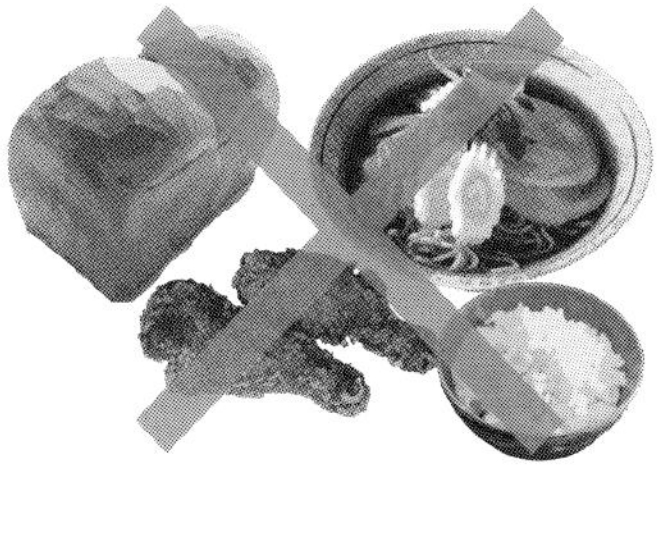

遅い夕食におススメの食材

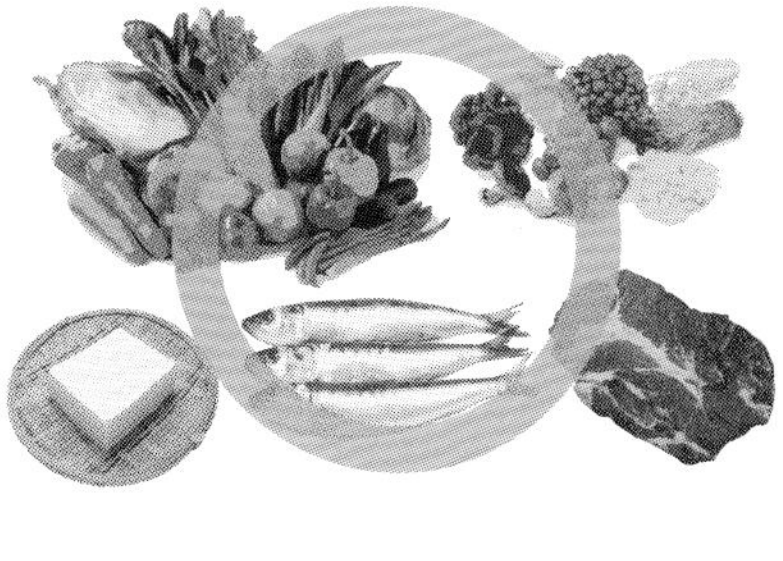

代謝を上げて痩せ体質

痩せ体質になる法則 ❷

◎朝は1日で一番低体温

体温は1日の中で変動しており、一定ではありません。夜間から早朝4時頃が最も低く、起床して活動を始めると体温は上昇し始めます。昼頃から夕方までが最も体温の高い時間帯です。昼と夜の体温の差は0・5〜0・7℃程度あるといわれています。そのため、起きている時間帯で最も体温が低いのは朝です。

◎朝の体温を高くする方法

朝の体温を高くする方法の一つは朝食を摂ることです。朝食を摂ることで胃腸が動き出し、熱・エネルギーを生み出します。「食事誘発性熱産生（Diet Induced Thermogenesis：DIT）」（1日の消費エネルギー全体の10〜20％）といって、食事を摂ると消化吸収の過程で分解された栄養分の一部が熱エネルギーに変換されるのです。そのため食事をしたあとは、安静にしていても代謝量が増え、熱が生み出されます。（※詳しくは44ページ「4 筋肉をつけて痩せ体質」で紹介）

体温の概日リズム

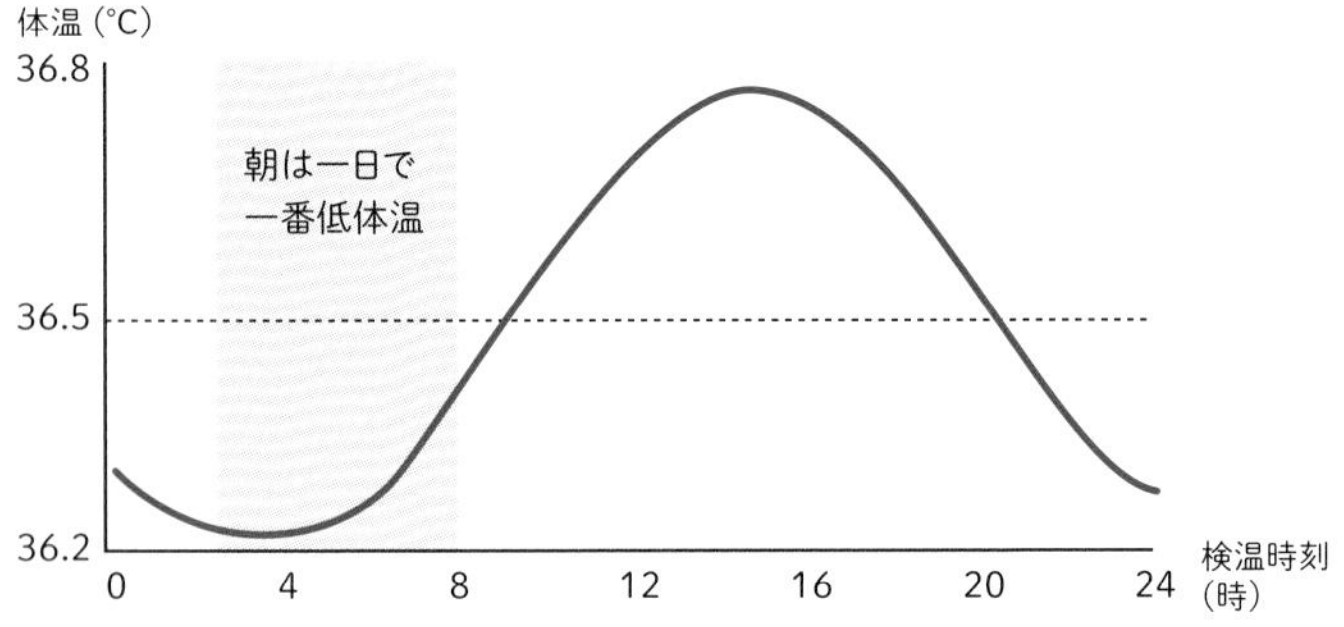

◎女性に多い冷え・低体温

女性の冷えの悩みは増えており、一説には女性の半数以上は「冷えが辛い」と感じているそうです。その原因のひとつとして、体温の低下が懸念されています。「冬だから冷える」「クーラー冷えする」というだけではなく、そもそも体温が低いことが原因なのです。冷えを感じていなくても、頭痛・肩こり・便秘などの慢性的な不調がある場合、低体温である可能性があるといわれています。特に女性は、平熱が35℃台という人が少なくありません。

1954年初版『医学大辞典』では日本人の平均体温は36度89分±0・34と記されています。その頃の日本人の平均体温は36・5℃〜37・2℃くらいが平均だったということです。

34・0℃……………溺《おぼ》れた人が救助され、回復できるかのボーダーライン

35・0℃……………ガン細胞が最も増殖する

35・5℃……………日常的に継続すると排泄機能の低下、自律神経失調症、アレルギーなどのリスクが上がる

36・0℃……………時々震《ふる》えが出る

36・5〜37・0℃…免疫力が高く、健康的である

ヒトの体は、体温36・5℃以上で正常に働くようにできています。37℃と聞くと熱があるのではと思われますが、だるさなどの病的な症状がなければ健康な体温なのです。冷えは万病のもとといわれるように、体が冷えること

で多くの病気の原因になるともいわれています。

◎冷え・低体温によって起こること

●基礎代謝の低下

基礎代謝とは、生命を維持するために最低限必要なエネルギーのことです。私たちは寝ている状態でまったく体を動かさなくても、体温を保つ・呼吸をする・心臓を動かすなどさまざまな生命活動をしています。そのときに使っているエネルギーを基礎代謝といいます。

基礎代謝は1日に消費するエネルギーの60～70％を占めています。基礎代謝が高いとそれだけエネルギーを多く消費しますから、太りにくい体質になります。冷えによって1℃体温が低下することで基礎代謝は約12％低下します。冷えると太りやすい体質になりますし、ダイエットをしても体重・体脂肪が落ちにくくなります。

●免疫力の低下

地球上には多くの菌・ウイルス・バクテリアなどが存在します。細菌やウイルスなどの異物は口や鼻などを通してヒトの体内に侵入し、風邪、インフルエンザなどの感染症を引き起こします。ヒトの体内にはそういった生体外異物が侵入してきた際に、異物と戦って体を守ってくれる防御システムが存在しています。それを免疫といいます。

体温が1℃低下すると免疫系の白血球などの働きが約30％低下するといわれており、ガン細胞は体温が35℃のときに最も活発に増殖するといわれています。元気で病原菌に負けない強い体をつくるためにも、冷えは回避したいものです。

●新陳代謝の低下

ヒトの体は約37兆個の細胞でできており、細胞の集合体です。細胞は常に生まれたり死んだりして入れ替わっています。細胞の生まれ変わりのことを「新陳代謝」といいます。新陳代謝の機能が高い状態だと、盛んに細胞の修復作業が行われ、傷が治りやすかったり、肌生成が促進されたりして、美肌を維持することができます。ところが、体が冷えると健康な細胞の新陳代謝機能が低下するといわれています。肌のターンオーバー（新陳代謝）は28日といわれています。ただし、28日というのは20代においてのことで、加齢によってターンオーバーの期間は長くなります。たとえば、傷ができても年齢が高くなると傷の治りが遅かったり新陳代謝が正常に行われず、肌に傷が残ってしまうこともあります。皮膚は大きく3層に分かれており、一番外側の表皮にできたシミはターンオーバーではがれ落ちていきますが、新陳代謝の低下によってシミが深い層に定着してしまうと、見た目の老化をきわだたせます。いつも健康で活発に細胞を生まれ変わらせることは美容の観点においても重要なのです。そのためにも冷えの予防や、平熱の体温を上げる対策が必要といえます。

●内臓の働きの低下

胃腸・肝臓・腎臓《じんぞう》などさまざまな臓器の機能も、冷えによって低下するといわれています。熱量の高い心臓や脾臓《ひぞう》などには、ガンはできません。身体を温め、平熱を上げることが健康維持につながり、内臓や消化管を強くさせることになります。胃腸の働きが低下すると、食べたものがしっかり消化吸収されずに下痢したり、腸内環境が悪くなって免疫力も低下するので病気にかかりやすくなったり、太りやすくなったり、肌あれが引き起こされたりと、さまざまな不調が発生します。食べたものは消化管から吸収されて肝臓へ運《はこ》ばれ、代謝されますが、肝臓の働きが悪くなると、代謝がキチンと行われないのでエネルギー生成などがうまくいかず、疲労感が強くなったりします。もし、内臓にガン細胞が発生した場合、正常な状態ではただちに免疫反応によって除去されますが、低体温で免疫機能が低下しているとガン細胞が生き残ってしまうリスクが高くなります。

そのほかにも、「冷え」はアレルギー、喘息《ぜんそく》、うつなどあらゆる病気の原因になり得ます。

内臓のはたらきを活発にするために、いつもの食生活や運動などの生活習慣を意識的に改善し、体調を整えましょう。

朝食を摂ることは、冷えの改善や体温を上げることに対して大いに効果的です。美容、健康、そしてダイエットのためにも毎日朝食を摂って、体内に熱を生み出しましょう。

痩せ体質になる法則③ 脂肪をつけず痩せ体質に

◎肥満と血糖値のメカニズム

血糖値とは、血液中のブドウ糖の濃度のことです。血糖値は高すぎても低すぎても体に多くの不具合をもたらします。そのため、人間の体には血糖値を正常に保とうとするはたらきがあります。血糖値が高いときにはインスリン、低いときにはアドレナリン、グルカゴン、コルチゾール、成長ホルモンといったホルモンが活躍して、血糖値を調整しています。

私たちはさまざまな栄養を食べ物から摂りますが、エネルギー源として欠かせない栄養の一つが糖質（炭水化物）です。糖質は穀類、イモ類、果物、砂糖などに多く含まれ、消化管で分解されたのち、ブドウ糖のかたちで血液に運ばれます。血糖値は健康な人でも食前と食後で変化します。通常、食前の値は約70〜１００㎎／dlの範囲です。血糖の濃度が上昇すると、膵臓から分泌されるインスリンの働きによってブドウ糖が体の細胞に取り込まれ、エネルギー源として利用されます。余分なブドウ糖は肝臓や筋肉でグリコーゲンに変換されて一時的に貯えられます。さらに余ったブドウ糖は中性脂肪として腹部や体全身に蓄えられます。そのため、量（カロリー）を多く食べ過ぎると余ったエネルギーは当然中性脂肪になるのですが、このように急激に血糖値が上がるような食生活をしていると、血糖値を正常に保とうとするインスリンの作用で中性脂肪が増えてさらに肥満になりやすくなるのです。

◎朝食欠食で血糖値スパイク

朝食は「breakfast：断食を破る食事」というお話をしました。就寝という長い断食時間を経て最初に食べる食事が朝食です。その朝食を摂らないと血糖値が下がり、強い食欲を感じるようになります。そのために昼食を多く食べてしまったり、早食いしてしまうことがあります。すると血糖値の低い状態の体に急激に大量の食事が入ってくるため、体がエネルギーをどんどん取り込もうとして、血糖値が急上昇します。30分ほどで血糖値が急上昇することもあります。急激に上がった血糖値は、膵臓から分泌されるインスリンによって急激に下がります。このように血糖値が乱高下する現象を「血糖値スパイク」といいます。血糖値スパイクが繰り返されると前の説明のとおり、肥満につながったり、精神的に不安定になったり、だるさや疲労感などの症状があらわれやすくなったりします。

血糖値が急激に上がると、その後急激に下がることになります。血糖値が必要以上に低くなることを低血糖と呼び、低血糖になると血糖を上げようと交感神経刺激ホルモンが分泌されます。このホルモンの作用でふるえや動悸《どうき》の症状があらわれます。血糖値が70㎎／dlを切ると眠気・だるさ・イライラ・頭痛・吐き気といった症状があらわれ、50㎎／dlを切ると、ふるえ・動悸・めまい・血圧上昇・脈や呼吸が速くなるといった症状が起きるようになります。さらに30㎎／dlを切ると、意識がもうろうとしたり、痙攣《けいれん》が起きたり、昏睡《こんすい》に至ることもあり、大変危険です。ただし、血糖値が30㎎／dlを切ることは糖尿病などの疾患を持つ方に多く、健康な人では基本的に起こりません。

一方、血糖値が高い状態を高血糖と呼びます。食後は誰でも一時的に血糖値が高くなりますが、通常であればインスリンがすぐ分泌され、食後約2時間以内には正常値に戻ります。食事をしてから2時間後に測った血糖値が１４０㎎／dl以上ある場合、食後高血糖と判断されます。この状態が長く続くと血管が傷ついて動脈硬化を引き起こし、糖尿病などさまざまな病気を発症する危険が高まります。糖尿病はインスリン分泌が不足するか、分泌されていても十分に働かないため血糖値が慢性的に高くなる病気です。

欠食すると食後高血糖になる

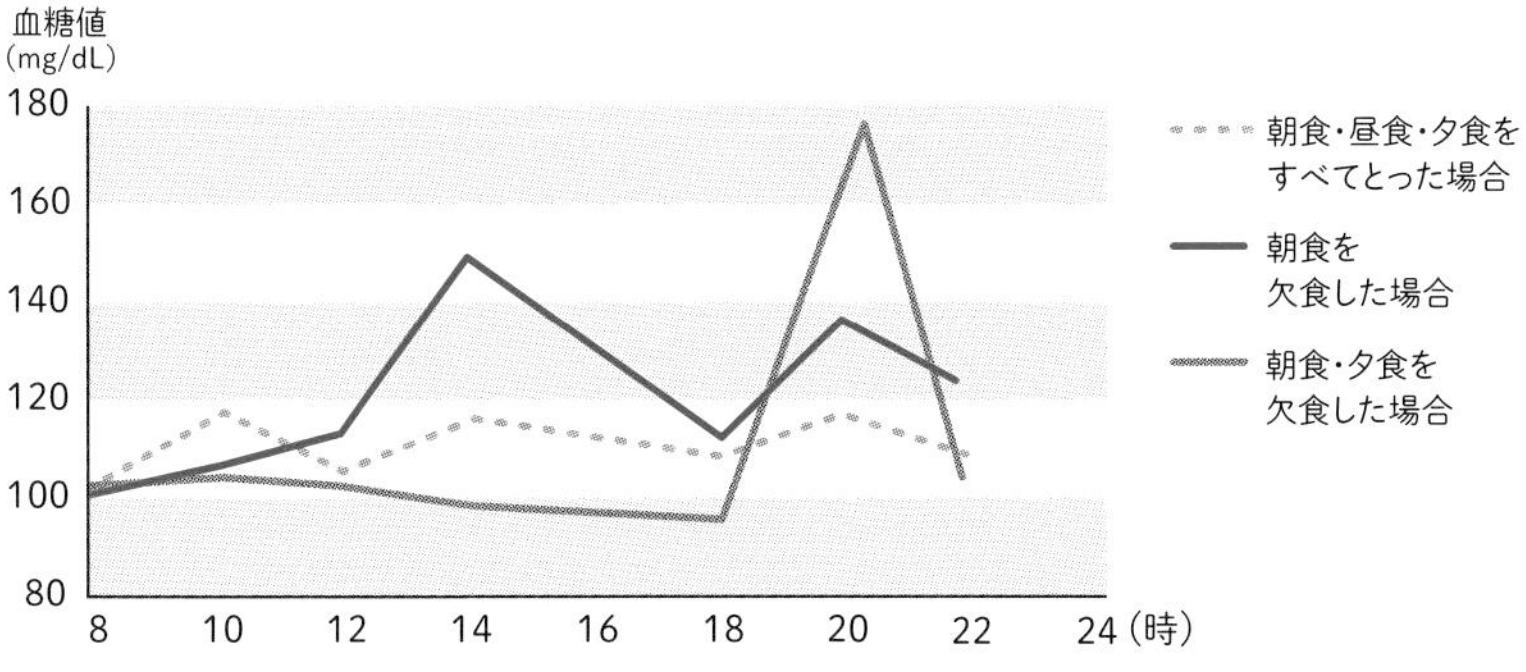

◎朝食欠食で省エネモード

動物は、種類によってそれぞれ食事の摂り方に特徴があります。たとえば、ライオンは1日に1回だけまとめ食いします。ヒトは空腹を感じると自由に食べる動物で、1日に何回かに分けて少しずつ食べます。私たちの体は常に、その時に置かれている状況に順応するようにできています。巧妙なシステムだと感心してしまいます。欠食して、1日に1回だけ、2回だけという食習慣になると、空腹時間が長くなり体は飢餓を感じます。そして「二度と食べ物が体に入って来ないのではないか……」と脳が危険信号を出します。すると、危険を察知して、できるだけ少ないエネルギーで生きていけるように省エネモードの体質に変化します。車であれば省エネは少しのガソリンで長く走れるということで効率が良く喜ばしいことですが、現代の暮らしを送る私たちにとって、それは決して喜ばしいことではありません。昔のように飢餓との戦いを送っていた時代にはこのシステムは素晴らしいものだったでしょうが、現代の飽食時代には逆効果になってしまいます。体が「もしもの時」に備えて省エネモードになり、可能な限り効率よくエネルギーを蓄積できる脂肪を溜め込もうとします。少しのエネルギーで生きていくようにするためにそうなるのですから、脂肪燃焼が行われにくい肥満まっしぐらの体ができあがってしまうというわけです。

このようにヒトは本来、食事を1日の中で頻繁《ひんぱん》に分けて食べる動物なので、1日に1〜2回の少回食をしていると、体内の代謝に障害が起こりやすくなります。肝臓や脂肪組織で脂肪酸をつくる酵素《こうそ》活性が活発になり、肝臓で中性脂肪やコレステロールをつくる作業が増大します。たとえば、1日の摂取エネルギー量（食事量）が同じであっても、食事回数が少なくなるほど体脂肪の蓄積が増えて、コレステロールや中性脂肪の数値が高くなります。

◎食後のエネルギー消費と肥満

私たちが1日に消費するエネルギーは、寝ていても消費するエネルギーの「基礎代謝」（1日の消費エネルギー全体の60〜70％）、体を動かすことによって消費するエネルギー「活動代謝」（1日の消費エネルギー全体の20〜30％）があると先に述べましたが、実はもう1つあります。それが、「食事誘発性熱産生（DIT）」です。食事を摂ると消化吸収の過程で栄養分の一部が熱となって消費されるのです。つまり、食事を摂るとその食事を消化するためにエネルギーが使われるということです。たとえば、朝9時、夕方6時、深夜1時に同じエネルギーの食事を摂ってDITを測定したところ、朝9時が最も高く、次に夕方6時、一番低いのは深夜1時であることが示されました。朝食は少しぐらい食べ過ぎても、DITが高く消費エネルギーが増えるため、脂肪になりにくいのです。逆に夜食はDITが最も低いので脂肪を蓄えやすい食事ということになります。

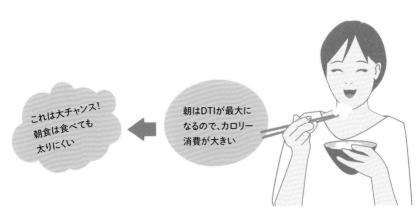

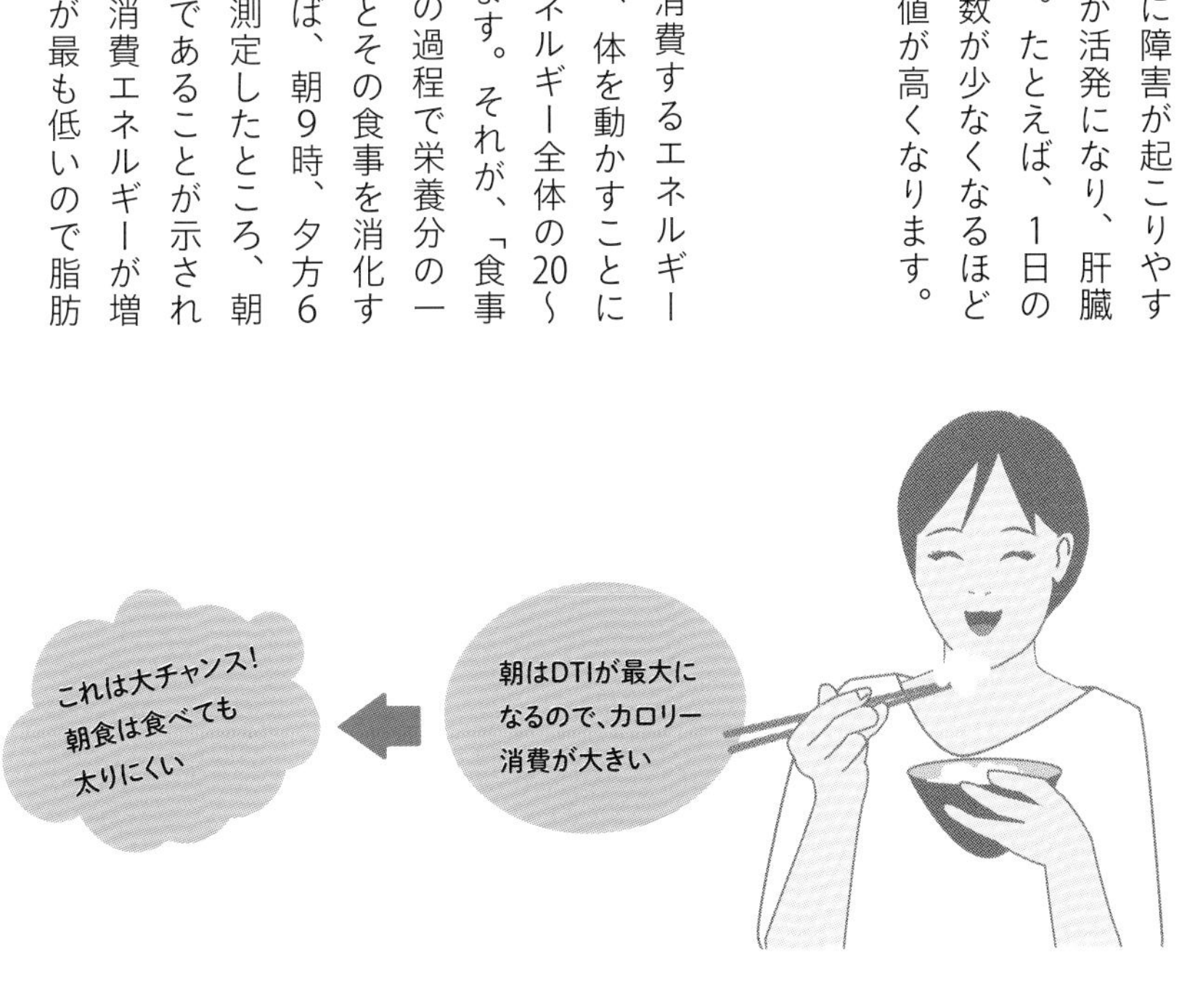

朝はDTIが最大になるので、カロリー消費が大きい
これは大チャンス！朝食は食べても太りにくい

また、肥満の方のDITは正常の方と比べて調整機能が低下しており、DITが低いことが明らかになっています。

痩せ体質になる法則4　筋肉をつけて痩せ体質

◎骨格筋（筋肉）とダイエット

骨格筋（筋肉）は、基礎代謝の約20％のエネルギーを消費しており、エネルギー消費量の高い器官です。ほかにエネルギー消費量の高い器官は脳や肝臓が挙げられますが、これらは意図的に消費量を増やすことはできません。唯一、意図的に鍛えたり、大きくしたりすることができてエネルギー消費量を上げることができるのが骨格筋です。骨格筋を鍛えて大きくすると基礎代謝量が増えるので、太りにくい体質に改善していくことができます。

◎1日に必要なタンパク質量

骨格筋の材料はタンパク質です。タンパク質は3大栄養素の一つで、体の構成成分になる栄養素です。タンパク質が多く含まれている食品は、肉・魚・

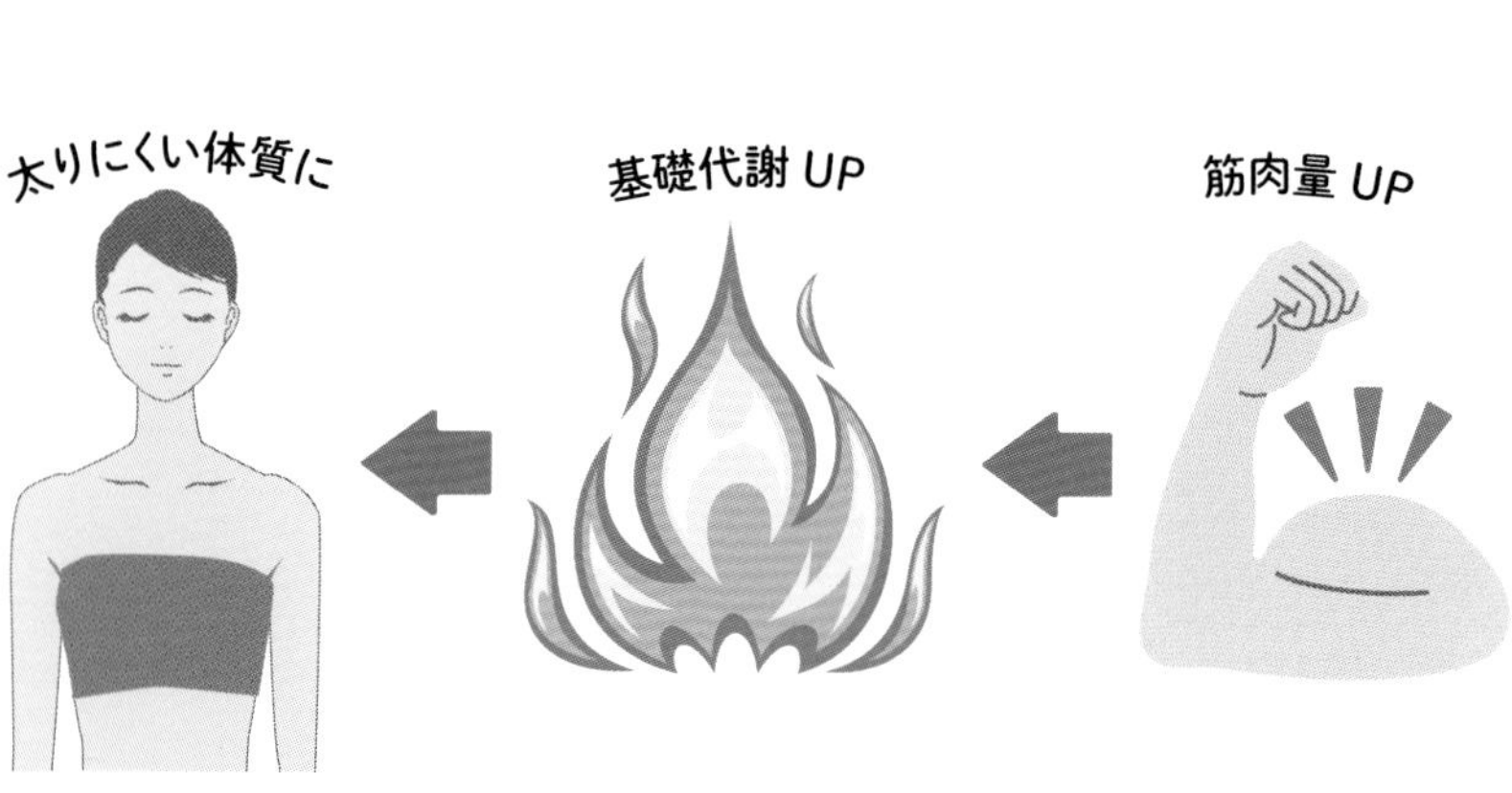

卵・大豆・乳製品です。筋肉を大きくするためにとプロテイン飲料やサプリメントを摂取する人もいますが、1日3回の食事をキチンと摂った上で、不足分を補うために活用するようにして下さい。あくまで補助的に使うのがベストです。「筋肉を大きくするために良いから」と多量に摂ると、肝臓や腎臓に負担がかかります。それが長期間続くことで、健康被害が出る可能性も高くなってしまいます。

1日に必要なタンパク質量は、さまざまな研究によって提唱されている量が若干《じゃっかん》異なります。運動習慣の有無により異なることもありますし、スポーツをしている場合はその種目やポジションによっても必要量が異なってきたりします。そのため、以下はおよその目安として参考にして下さい。

①人体の成長、維持に必要なタンパク質量　0・66g／体重（kg）／1日
②健康を維持するために推奨されるタンパク質量1g／体重（kg）／1日
③アスリートなど筋肉を増やすための上限とされるタンパク質量　2g／体重（kg）／1日

たとえば50kg体重の人の場合、
①0・66×50＝33g
②1×50＝50g
③2×50＝100g　となります。

◎朝食に摂るタンパク質量

現代人のタンパク質摂取は、朝2：昼3：夕5の割合で夕食の割合が高くなっています。理想の割合は均等、もしくは朝4：昼3：夕3です。朝食は意識的にタンパク質を摂るように心がけましょう。

朝食のタンパク質摂取量は前述の通り個人の性別や体重により差はありますが、なるべく20g程度摂れるように目指しましょう。

◎朝食欠食で筋肉が落ちる

朝食を摂らないと、長時間絶食をしている状態になります。たとえば、前日夕食を19時に食べ終わって次の日の昼食12時まで何も食べなかったとしたら、17時間も絶食時間が続くことになります。しかし、体は常に生きるためのエネルギーが必要な状態ですから、蓄えている脂肪だけでなく、筋肉を構成しているタンパク質を分解して糖に変えるはたらき（糖新生）が起こります。このように、体を構成しているタンパク質がどんどん分解されてしまうので、朝

タンパク質の豊富な食品

食品		目安量（1回で摂る量）		タンパク質含有量（目安量中のg数）
肉類	鶏ムネ肉（皮なし）	1人前	100g	23.3
	鶏モモ肉（皮あり）	1人前	100g	16.6
魚類	紅鮭	1切	80g	18.0
	サバ	1切	80g	16.5
	アジのひらき	1匹	100g	20.2
	サバ缶		100g	26.2
	ツナ水煮		50g	9.2
たまご		中1個	50g	6.2
豆類	木綿豆腐	半丁	150g	10.5
	絹豆腐	半丁	150g	8.0
	納豆	1パック	50g	8.3
	豆乳	1杯	200g	7.2
乳製品	牛乳	1杯	200g	6.6
	ヨーグルト	1パック	100g	3.6
	プロセスチーズ		30g	6.8

食を摂らないと体内のタンパク質量はマイナスへ向かうことになります。

◎朝食に糖質を摂らないと筋肉が落ちる

朝食に糖質を摂らないでいると、糖新生のはたらきによって体の筋肉がどんどん落ちてしまいます。糖質を摂ると、インスリンが分泌されます。インスリンの主な働きは血液中から細胞へ糖を取り込ませることですが、骨格筋ではタンパク質の合成（筋肉の増強）、グリコーゲンの合成（エネルギーの貯蔵）を促進します。また、細胞分裂を促進することで細胞のターンオーバーにも関与しています。

糖質を減らしてタンパク質を大量に摂る「糖質制限」で筋肉を大きくしたり、ダイエットしている人がたくさんいます。しかし、タンパク質の分解を抑えて合成を促進するためには適度な糖質を摂ってインスリンを分泌させることが必要です。ご飯やパンなどの炭水化物は必ず摂るようにしましょう。

◎朝食にタンパク質は必須

朝食では5大栄養素（糖質、タンパク質、脂質、ビタミン、ミネラル）が入ったバランスの良い食事を摂ることが大切です。タンパク質は意識して摂取しないと不足しやすい栄養素です。「朝食はパン、サラダ、スープを摂っている」と聞くと良い朝食を摂っているように思いがちですが、大切なタンパク質が抜けています。

朝食にタンパク質を食べることは、非常に重要です。私たちはタンパク質を夕食に偏《かたよ》って摂る傾向がありますが、朝食・昼食・夕食で均等にタンパク質を摂るほうが、効率的に筋肉をつくることができるという研究結果もでています。

◎朝食にタンパク質を摂ると食欲を抑制して肥満予防に

朝食にタンパク質を摂ると、日中の食欲が抑えられて太りにくくなるという研究結果があります。朝食はダイエットのために、1日のうちで最も重要な食事であると指摘されています。

この研究は、朝食欠食群、朝食摂取群、高タンパク質摂取群の3つに分け、6日間にわたり実験を行ったものです。エネルギー量は1食350kcalとし、朝食摂取群はタンパク質を13g、高タンパク質摂取群はタンパク質を35g摂取しました。期間中に空腹感や満腹感などのアンケート調査と、血液検査を行いました。その結果、朝食を食べた2つの群は欠食群と比べて、日中の空腹感が軽減していました。満腹感については朝食欠食群よりも朝食摂取群の方がより強く感じる傾向があり、朝食摂取群よりも高タンパク質摂取群の方がさらに満腹感が高くなっていました。血液検査により、高タンパク質摂取

朝食摂取に関連する体内状況の変化

	摂取カロリー（kcal）	タンパク質（g）	空腹感	満腹感	グレリン	ペプチドYY
朝食欠食群	0	0	◎	△	◎	△
朝食摂取群	350	13	○	○	○	○
高タンパク質摂取群	350	35	△	◎	△	◎

群は朝食欠食群に比べ、胃から分泌される食欲刺激ホルモンのグレリンが少なく、腸から分泌される食欲抑制ホルモンのペプチドＹＹが多くなっていたことが分かりました。

朝食の質を高めてタンパク質を摂ることで、１日を通して昼食・夕食・間食の食欲が抑えられ、食べ過ぎを防げる可能性があります。日中の食欲が亢《こう》進《しん》されると、高カロリーのスナック類やケーキなどを間食で食べたいという欲にかられますが、朝食でタンパク質を食べることで無理なく食欲を抑えることができるので、ダイエット効果が期待できます。

◎朝食は筋肉をつくるゴールデンタイム

フレイルとは老年医学の分野で使用されている用語で、「虚弱・老衰・脆《ぜい》弱《じゃく》」などを意味します。加齢とともに心身の活力（運動機能や認知機能など）が低下し、複数の慢性疾患になる可能性が高まり、生活機能が障害され、心身の脆弱性が出現した状態です。一方で適切な介入・支援によって生活機能を維持向上させることが可能な状態とされています。海外でフレイルの人とそうでない人の違いを調査した結果が示されています。どちらの場合も１日のタンパク質摂取量はほとんど同じですが、朝食でタンパク質を摂取している人の方がフレイルになりにくいという結果がでています。タンパク質の量だけではなく、食べる時間帯も重要だということです。運動する人・しない

「朝食にタンパク質を摂ると……」

ミズーリ大学　https://cafnr.missouri.edu/2013/03/dig-in-early/

人にかかわらず、朝食でタンパク質を摂ることで、筋肉を育てやすい体質になるといわれています。運動後は筋肉をつくるゴールデンタイムといわれていますが、朝食も同様に筋肉をつくるゴールデンタイムといえます。

◎朝食にタンパク質を摂って熱生成

食事誘発性熱産生（43ページ「食後のエネルギー消費と肥満」参照）による消費エネルギーは糖質6％、脂質4％、タンパク質30％となっています。

つまり、１００㎉の糖質（約25ｇ）、脂質（約11ｇ）、タンパク質（約25ｇ）を摂取した場合、糖質は6㎉、脂質は4㎉、タンパク質は30㎉を食事誘発性熱産生によってエネルギー消費するということです。タンパク質を消化・吸収・合成する作業は人体にとって非常に複雑なので、多くのエネルギーを消費するのです。たとえば、体が元気なときは焼き肉などガッツリ系のメニューを食べに行きたくなります。それは体が健康な証拠です。肉を食べると多くのエネルギーを消費することになりますが、それに耐えうるだけ体が元気だということなのです。また、疲れた時も肉をガツガツ食べて元気になろうとします。本当に体調が悪くて風邪をひいているときなどは、体は病原菌と戦うために多くのエネルギーを注いでいます。こういうときは焼き肉なんて食べる気になりません。食べる気にならないということは、食べてもたくさんパワーを使おうとするから、避けようとしているわけです。このように体が弱っているときは、お粥《かゆ》など消化のよい胃に優しいものを摂って体を休めてあげましょう。運動は健康で元気なときに行うというイメージがあると思いますが、タンパク質を摂るのも同じことです。体にとっては運動と同じように体力を使う作業なのです。

また、朝食を摂ることで熱産生をして体を温める効果がありますが、タンパク質は「燃えメシ」ともいわれています。朝食でタンパク質を摂ることで、体が中から温められて代謝を上げることができます。

◎美しい体に筋肉は必須

ただ痩せているだけでは美しいとはいえません。美しい体とは、適度に筋肉がついて引き締まった体をいいます。ヒョロヒョロとした覇気の感じられない体はみっともないだけです。人としてのオーラや魅力がなくなります。

食事だけで腰のくびれを作ったり、プロポーションを良くしたりするのは不可能です。あわせて運動に取り組むことが必須《ひっす》となります。筋肉をつけて体を引き締めるためには、筋力トレーニングは欠かせません。

普段から特に運動をしていない場合は、通勤や通学時にお腹に力を入れ、お尻をしめて姿勢よく早歩きをする、階段を利用する、窓ふき掃除をするなど、日常の生活の中で意識して体に負荷をかけるようにすることが大切です。少ししんどいことを自分に課すことが美しさへの第一歩になりますし、

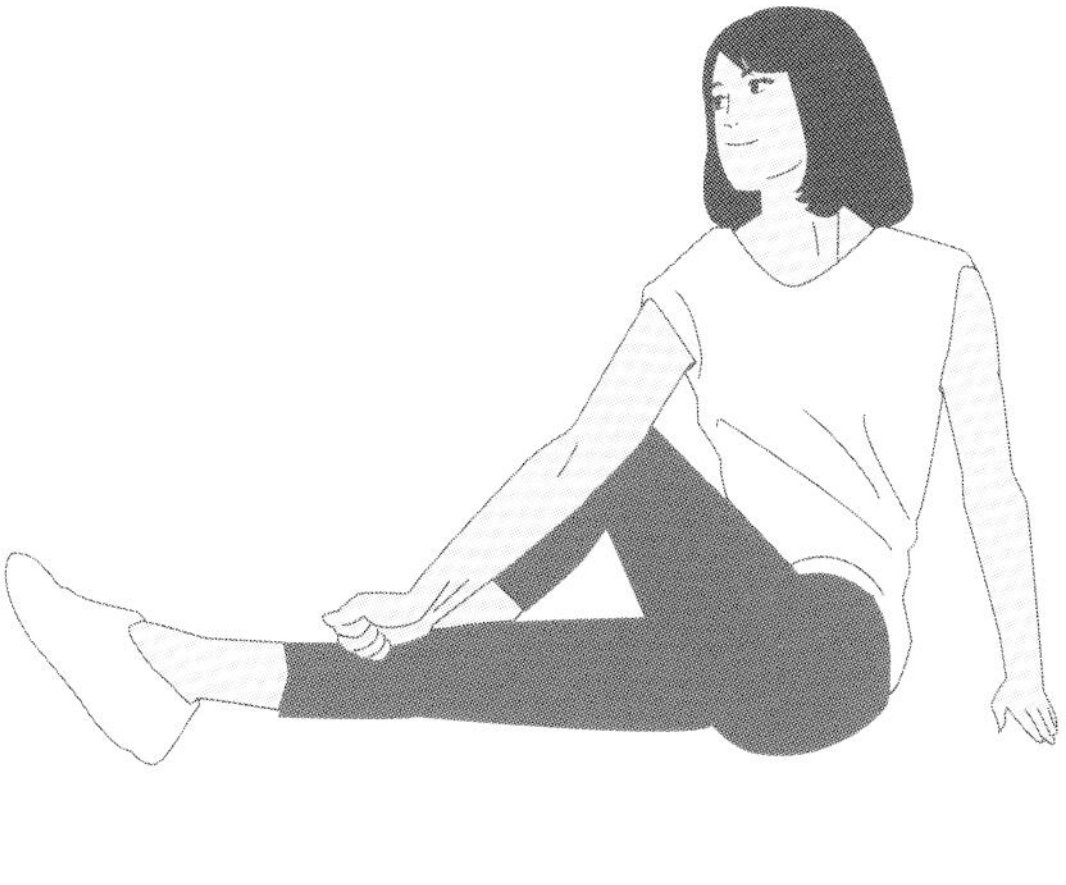

美しさをキープすることにもつながるのです。このように筋肉をつくることも必要ですが、まずは筋肉を減らさないようにすることが大切です。そのためには、朝食にタンパク質を摂ることを必ず、忘れずに実践しましょう。

痩せ体質になる法則❺　腸内環境をよくする

◎朝はデトックスのゴールデンタイム

朝はデトックスタイムです。デトックスとは解毒・毒出しという意味ですが、体内の不要な代謝物（老廃物）を毒と表現し、その毒を外へ出すこと全般を指します。たとえば、「岩盤浴といえばデトックス」というイメージがありますね。しかし、どれだけ岩盤浴へ行って汗をかいたとしても、わずか3％程度の体内の老廃物しかデトックスできないのです。

実は、デトックスの75％は便からの排泄《はいせつ》です。大切なのは、まず快適な排便、「快便」です。

では、なぜ朝がデトックスタイムなのかをご説明しましょう。便は腸のぜん動運動によって形成されながら肛門へ向かっていきます。そのぜん動運動は自律神経の副交感神経（リラックス状態）が優位なときに活発になります。

夜寝ている間は副交感神経が優位な状態なので、腸が活発に動いています。寝ている間につくられた便が朝に向けて肛門に押し出されると、便意とともに目が覚めるようになります。これが正常で、理想の状態です。そのため、睡眠と便秘の間には非常に大切な関係があるのです。腸は「第2の脳」と呼ばれるほど、神経系が集まったデリケートな部位です。緊張状態の交感神経が優位な状態であれば眠りが浅くなり、睡眠の質が悪くなって便の形成がうまくいかなかったり正常な便意がなくなったりするなど、便秘になる可能性が高くなります。また睡眠時間が短い場合でも起こる場合があります。このように、質の良い睡眠と十分な睡眠時間が朝のデトックスに大きな影響をおよぼします。

◎腸内環境を整えて美肌、代謝UP

みなさんも「腸内環境を整える」「美腸が美容のカギ」などの表現をご覧になったことがあるでしょう。では、どのように良いのかそのメカニズムを見ていきましょう。

腸は大きく二つ、小腸と大腸があります。俗に「美腸」と呼ばれている腸は、大腸のことです。小腸は食べたものを消化・吸収するところで、大腸は運搬・排泄をするところです。

●「美腸」のカギをにぎる腸内細菌

腸内には多数の腸内細菌が生息しており、その集団を「腸内フローラ」といいます。健康なヒトの腸内に生存する細菌は数百種類、菌数は100兆個、重さは約1・5kgともいわれています。腸内細菌の種類や数は動物の種類、腸管の部位、ストレス、食事内容などによって変動していて、同じヒトの間でも個人差があります。

●腸内細菌の種類と環境

【善玉菌】腸内環境を整え、免疫力を高めて、良好な排便を促します。善玉菌は有機酸を産生して腸内を酸性に保ちます。多くの菌は酸性の環境では生きていけませんので、病原性微生物の増殖・腐敗物質などの生成が抑制されます。

種類……ビフィズス菌、乳酸菌など
比率……全体の約20％

【悪玉菌】発ガン促進物質や腐敗物質、毒素の生成などを促進します。腸内環境が劣悪になり、ヒトにとって有害な物質が腸から吸収されて血液とともに体を巡ります。疲労感、倦怠感や体調を崩しやすくなるなど、さまざまな不調があらわれます。

種類……ウェルシュ菌、黄色ブドウ球菌など

比率……全体の約10％

【日和見菌】中間的な菌で、善玉菌が優勢なら何も悪さはしませんが、悪玉菌が優勢になると悪玉菌に加勢し、悪玉菌を増やします。
種類……バクテロイデス、連鎖球菌など
比率……全体の約70％

●腸内環境の悪化と肌荒れ

腸内環境が劣悪な状態で腸内に悪玉菌が増えると、便やガスを排出するための腸のぜん動運動の働きが悪くなり、便秘になりやすくなります。排泄されるべきはずの便が腸内で長時間滞留すると、さらに腸内環境が悪化します。悪玉菌が産生した有害物質が腸の壁から血液に吸収されて全身に流れていきます。毛細血管を通って皮膚まで届くと、肌荒れや体臭の原因になります。皮膚には溜まった汚れや余分な水分を排泄するはたらきがありますが、有害物質の排泄作業をしなければならなくなると、通常の肌の働きだけでは肌の新陳代謝が追いつかなくなり、代謝が悪化して、肌荒れ・ニキビ・吹き出物などができやすくなるのです。「肌は腸を映す鏡」といわれています。肌の状態は腸のバロメーターとなりますので、肌の状態が悪くなったときは食生活や生活習慣を見直して美腸を目指しましょう。

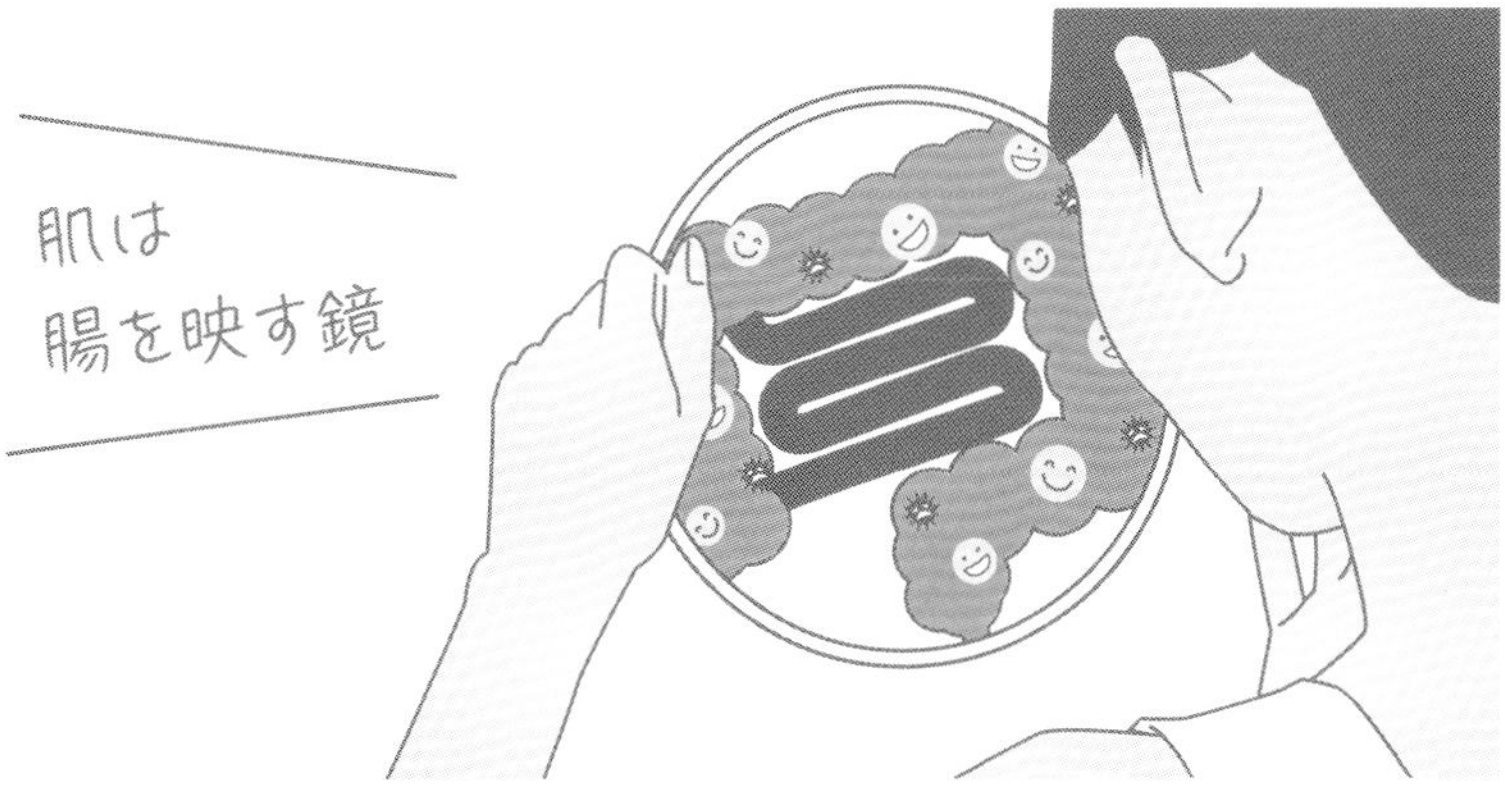

◎水分補給と朝食は「排泄」のための大切な営み

朝、便意とともに目が覚めることが理想ではありますが、なかなかそんな状態は起こりません。そこで便意を起こすために必要な行動が、「目覚めに飲むコップ1杯の水」と「朝食を摂ること」です。目覚めの水分補給や朝食を摂ることにより、消化管に刺激を与えましょう。

◎水分補給でデトックス

●目覚めに水分を摂る目的

夜寝ている間は意識がないのでわかりにくいのですが、体は大量の汗をかいています。目覚めのときは軽い脱水状態になっていますので、水分を摂りましょう。体が脱水状態になっていると、代謝に必要な水分や血液量を保つために、体のあらゆるところから細胞へと水分を吸収してしまいます。便の60％以上は水分でできています。当然、大腸にある便からも水分が吸収されてしまい、硬いカチカチ便ができてしまうのです。そうなると排便しづらくなり、便秘を助長します。「つるん」と・「するっ」とした快便のためにも、体内の水分が不足しないように心がけましょう。目覚めに摂る水分だけではなく昼間も十分な水分補給をし、特に汗をかいたときは喉《のど》の渇《かわ》きが起こる前に水分補給をすることをおススメします。

●目覚めに飲むコップ1杯の水

冷たい水や甘みのない炭酸水を飲むと胃腸に刺激を与えて便秘解消に良いといわれています。けれども、寒い時期に冷たい水や炭酸水を飲むと、人によっては冷えて下痢を起こすこともあります。ご自身に合った水分の補給を心がけて下さい。

●目覚めに飲む水分の種類

冷たい水・炭酸水・温かいお湯・白湯《さゆ》など、ご自身に合った種類を選ぶようにしましょう。お茶もおススメです。ハーブティーや、カフェインレスのお茶が良いでしょう。甘いドリンクは禁止です。野菜ジュースやスムージーなどは、朝食と一緒に摂るようにしましょう。目覚めのコーヒーはカフェインが多く、交感神経の活動を上げてしまいます。シャキッと目覚めるのに良いと思われがちですが、そのぶん、胃に負担をかけてしまいます。目覚めのコーヒーは禁物です。コーヒーは朝食後に飲むようにしましょう。

◎朝食を食べてデトックス

朝は排泄の時間ということで、朝食のテーマも「デトックス」です。便意が最も起こりやすい時間帯は朝食後です。朝食を摂らないと、胃や腸で起きる反射で排便を促すシステムが正常に機能しないため、腸が動かず便意が起こりにくくなります。このような状態が長く続いて習慣になってしまうと、便意を起こす自律神経の働きがにぶって便意を感じにくくなり、便秘が慢性化してしまいます。デトックス効果が高まる朝食の内容については、第4章を参照して下さい。ここでは、朝食のデトックスポイントを見ていきましょう。

●しっかり量を食べる

そもそも食べる量が少なければ、出るものも出ません。便のカサを増やすためにもバランスよく、しっかり量を食べましょう。朝食は多少食べ過ぎてもエネルギーに変わりやすいので、ダイエットだからと減らしてはいけません。ダイエット目的で食事の量を減らしたい場合は夕食の量を減らしましょう。ただ、前述のように、朝食は食欲がわきにくいこともあります。無理やり押し込むように食べる必要はありませんが、食べられる量の範囲でしっかり摂るようにしましょう。

●水分の多い食事を摂る

1日に水を1〜2リットルくらい摂ることが推奨されています。水やお茶をこまめに摂取することは健康のために大切ですが、便を軟らかくする効果はあまり期待できません。体内の水分量は調整されていて、過剰な水分の大半は尿で排泄されます。便の約60%を水分が占めているのですが、この水分量が減るとカチカチ便になって、排便しづらくなります。便を軟らかくする適度な水分量を持たせるためには、食事で摂る水分量が大切になります。けれども、食事中の水やお茶を大量に摂ることはおススメできません。食事中の水分は胃酸を薄めて消化を悪くしてしまう可能性があるので、コップ1杯程度にします。食事で食物繊維などと一緒に水分を摂ると、食物繊維が水を含んで便を軟らかくしてくれます。水を多く含む野菜や果物、また具だくさんのスープや味噌汁などの汁物を食事に加えると良いでしょう。

●油を摂る

油は高カロリーで消化に時間がかかる栄養素です。敵視されやすいものですが、三大栄養素の一つであり、生きていくためには欠かせない栄養素です。デトックスに良い油の種類と、快便のために必要な食べ方を理解しましょう。

食べた油は胃を通って十二指腸を通り小腸へ向かいます。十二指腸では、胆《たん》のうから胆汁《たんじゅう》を分泌します。胆汁は食べた油と混ざって油の消化をしやす

脂質の種類とはたらき

脂質の種類	主な油の種類	健康効果	形状	酸化
オメガ9 （オレイン酸）	オリーブオイル、 米油	コレステロールを減らす。 動脈硬化予防、 心臓疾患予防など	常温で液体	酸化しにくいため、 加熱調理◎
オメガ3 （α-リノレン酸）	亜麻仁油、 えごま油	中性脂肪、コレステロール、 血圧を下げる	常温で液体	酸化しやすいため、 生食必須
中鎖脂肪酸	ココナッツ オイル	中性脂肪になりにくい	20〜25℃ 以下で固体	酸化しにくいため、 加熱調理◎

くします。そもそも水と油は混ざり合いませんので、油の状態のままだと私たちは消化することができません。そこで、胆汁による乳化作用で消化しやすいかたちに変えているのです。油はその後、すい臓から分泌された脂質消化酵素によって消化され、吸収されていきます。油と混ざった胆汁酸は小腸の末端部（回腸末端）で95％が再吸収され、肝臓へ戻って再利用されます。胆汁の成分は胆汁酸・リン脂質・コレステロール・胆汁色素です。

もし腸からの胆汁酸の再吸収を抑制すると、コレステロールの排泄が促進されます。便は黄〜茶色の色をしていますが、これはビリルビンなどの胆汁色素によるものです。ビリルビンは血液中の赤い色素をもつ赤血球の代謝物ですから、ビリルビンが便に混ざって排出されることは不要な代謝物を排泄することにもつながります。胆汁酸の再吸収を抑制すると、大腸に送られる胆汁酸の量が増加します。胆汁酸の量が増えると水分の分泌が促進され、便が軟らかくなりカサが増します。すると腸粘膜が刺激されて大腸のぜん動運動が促され、排便効果を高めてくれます。

つまり、「胆汁酸の再吸収を抑制する＝快便」なのです。

胆汁酸の再吸収を抑制する物質はあるのでしょうか？　あります「水溶性食物繊維」です。水溶性食物繊維は腸管内で胆汁酸や脂肪をからめ取って再吸収を防ぎ、その大半を水溶性食物繊維とともに排泄してくれるのです。

よって、朝食では良質な油と水溶性食物繊維を積極的に摂りましょう。油にはさまざまな種類がありますが、健康・美容効果が期待できる油は、59ペー

胆汁の成分

胆汁酸	1日30g生成する。
	腸肝内で脂肪分解酵素の作用を促進し、脂肪を乳化する。
	肉食が多くなると不足する。
リン脂質	大部分がレシチン。
コレステロール	コレステロール 1.1 〜 1.6gが胆汁内に排泄される。
	コレステロールが溶け込めなくなると、胆石ができる。
胆汁色素	主な成分はビリルビン。

ジの表（脂質の種類とはたらき）の3つの油です。それぞれの特徴を理解して、上手に朝食に取り入れましょう。

●食物繊維の多い食事を摂る

油と同時に食物繊維を積極的に摂ると快便につながります。それでは、これから食物繊維の種類とはたらきを見てゆきましょう。

食物繊維はヒトの消化酵素では消化されない、食物に含まれている難消化性成分の総称です。食物繊維は長く「食べ物のカス」として、消化されず役に立たないものとされてきました。しかし、近年その機能性がどんどん明らかにされ、健康・美容維持には欠かせない成分として知られるようになりました。

食物繊維には水に溶けやすい水溶性食物繊維と水に溶けない不溶性食物繊維があります。水溶性・不溶性どちらの食物繊維も、腸内環境を良くします。便秘予防には効果的です。野菜や果物で水溶性食物繊維を摂取し、ご飯などの穀物や大豆などで不溶性食物繊維を摂取しましょう。

●発酵食品を食べる

日本にも世界にも、たくさんの発酵《はっこう》食品があります。その健康効果は多くの注目を集め、積極的に食べるように推奨されています。発酵は「微生物のはたらきによって物質が変化し、ヒトにとって良い働きをする作用」です。

食物繊維の種類とはたらき

	主な食品	イメージ	主な働き
水溶性食物繊維	果物、野菜、海藻、大麦など	粘性と保水性がある。トロトロ、ドロドロ、ヌルヌルしたもの	糖の吸収を邪魔したり、胆汁の再吸収を抑制する。腸内細菌によって発酵すると大腸の細胞のエサになり腸内環境を整える
不溶性食物繊維	穀類、豆類、野菜、根菜など	繊維質がある、食べ応えのあるもの。水分を吸収して膨らむ	腸を刺激してぜん動運動を促進し便秘予防によい。便のカサを増やし排便を促す。

かつて冷蔵庫のなかった時代に、食料を長期保存するための先人の知恵ともいえるでしょう。発酵させることで食品の長期保存が可能になり、旨味《うまみ》・香り・色などがもとの食品よりも良くなります。

たとえば、発酵食品である味噌の原料は、大豆です。大豆を蒸してそのまま置いておくと腐っていくだけですが、米麹《こめこうじ》を入れて発酵させることで何年でも保存することができるようになります。また、旨味や甘味がつくられ、風味よく、おいしそうな色へと変わるのです。微生物がもとの食品を分解しているので消化・吸収されやすくなり、抗酸化作用が高まる、腸内環境を整えるなどの健康効果が期待できます。

「発酵食品は微生物だから、加熱により死んでしまう。加熱調理はよくない」という言説を耳にします。確かに、加熱調理すると発酵に関与する微生物は死んでしまいます。しかし、生きた発酵微生物を摂ったとしても胃酸などで死ぬ可能性もあるので、生きたまま腸に届く発酵微生物は少ないといわれています。「味噌汁をつくるときには火を消して、少し冷まして食べる直前に味噌を入れる」という作り方を教わった人もいるかもしれませんが、そんなことをする必要はまったくありません。

発酵微生物は死んだあとも腸の善玉菌のエサとなり、腸内環境

主な発酵菌の機能と特徴

発酵菌	特　徴	発酵食品
乳酸菌	300種類以上存在するといわれ、繁殖する食品は種類によって異なる。糖質を分解して乳酸を生成。腐敗を防ぐはたらきがあり、悪玉菌の増加を抑える。	チーズ、ヨーグルト、味噌、漬物、キムチ、メンマ、サワークラウトなど
酢酸菌	エタノールを酸化して酢酸を生成する。ビフィズス菌の増殖を促進する。	酢
納豆菌	酸に強く、胃酸に負けず腸内に到達しやすく、悪玉菌の繁殖を防ぐ。納豆菌が作り出す酵素ナットウキナーゼは血栓を溶かし、血液をサラサラにする。	納豆
麹菌	蒸した穀物などに繁殖し、デンプン、タンパク質を分解する酵素を生産する菌で、日本の発酵食品の多くに使われる。ビタミン類を生成する。	みそ、しょうゆ、米酢、塩麹、甘糀など
酵母菌	糖をエタノールと炭酸ガスに分解する。酸素がなくても存在できる。酵母のβ-グルカンが食物繊維のはたらきをし、さらに免疫力を高める機能がある。	パン、魚醤など。ワイン、日本酒（酵母が残っているもの）

を整えて美腸にしてくれるのです。「腸まで生きて届いた発酵菌がそのまま善玉菌になる」というのは一見わかりやすく魅力的ですが、「善玉菌のエサとなった方が腸内環境を整える効果が高い」ともいわれています。ですから、調理内容にこだわらず、発酵食品は積極的に摂るようにしましょう。

朝食は排泄の時間でもありますから、腸内環境を整えてくれる発酵食品を取り入れるようにしましょう。ヨーグルト、チーズ、納豆、味噌、漬物などは朝食に取り入れやすい食品です。

◎朝食後は必ずトイレにいく

便秘を解消する方法として食事や睡眠の改善が重要なのはいうまでもありません。そこに一つの日課を追加しましょう。それが、「毎朝必ずトイレに座る」ことです。時間は2～5分程度でかまいません。

便意がない↓便が出ない↓何も出なくても座る↓やっぱり出ない

この繰り返しで問題ありません。排便がなくてもこれを毎日繰り返して、体に「毎朝必ずトイレに座る」ことを覚えさせます。このルーティンを行うには、朝の時間に余裕を持つようにしなければなりません。ギリギリまで寝ていて、かき込むように朝食を食べ、飛ぶように家を出ていたら、排便のチャンスがなくなります。場合によっては学校や職場でもトイレに行く機会を逃し、ガマン便秘を引き起こしてしまいます。長時間、腸に便が滞留すると、便の水分が吸収されてカチカチ便になって排便しづらくなったり残便感のある状態になったり、無理にいきんで痔《じ》になったりします。体にとって良いことは何もありません。美容と健康のために、朝食のあと身支度をして、余裕をもってトイレに入る時間を作るようにまず取り組みましょう。

◎腸セルフマッサージで快便

腸は唯一「触ることのできる臓器」ともいわれています。外から刺激を与えることで、スムーズな排便を促すことができます。ぜひ生活の中に取り入れましょう。

●寝る前の腸セルフマッサージ

仰向けに寝転んで行うマッサージ法です。麺棒やペットボトルを利用してリンパの流れを良くし、腸のツボを押さえて快適な刺激を与えます。寝ている間は腸の働きが活発になるので、寝る前に行うと朝の快適な排便を促すことができます。

① 麺棒やペットボトルを横に持って、脚裏や膝裏などに刺激を与えてリンパの流れを良くします。足の付け根のリンパ節も滞りやすいので、

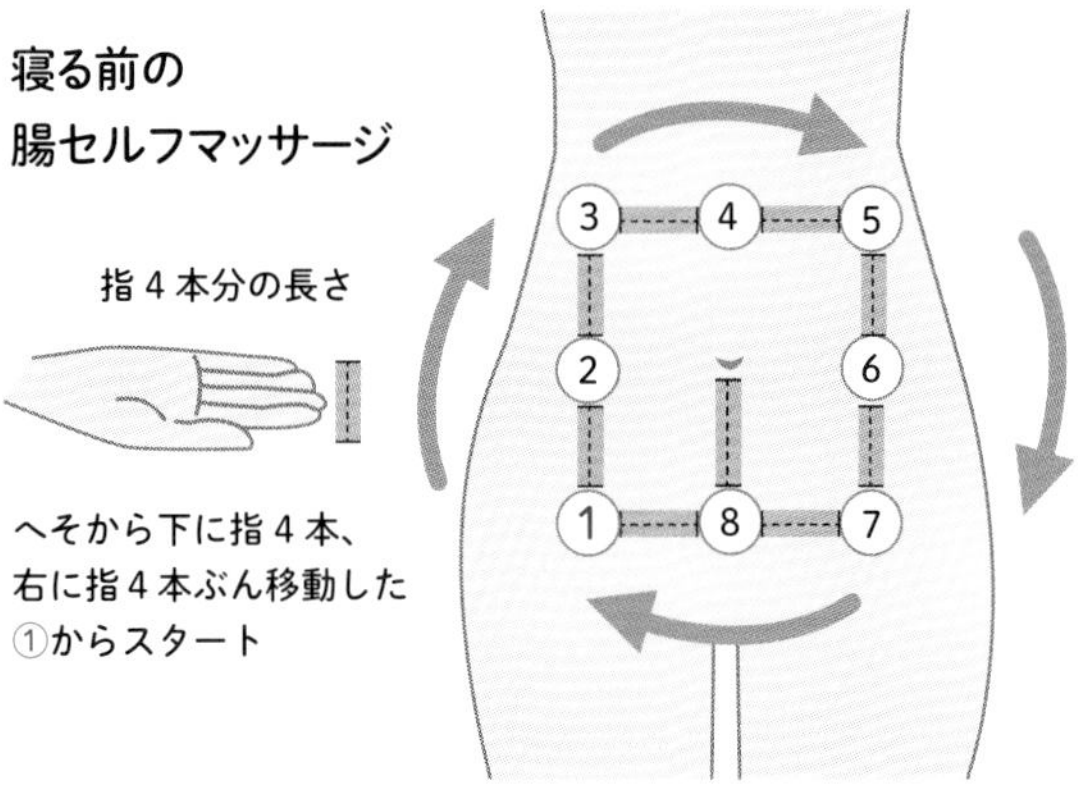

グッと押して刺激を与えましょう。

② へそを中心に8エリアに分けて（64ページイラスト参照）、麺棒やペットボトルでグーッと押します。力加減は、気持ちいいと思うくらいです。痛くなるほど押してはいけません。また弱すぎても効果が期待できません。食事を摂った直後も避けましょう。

●起床後の腸セルフマッサージ

起床後すぐに、ふとんの中で2～3分以下の通りマッサージしましょう。

1　おなか全体を円を描くように手でさする

2　腸タッピングをする

タッピングとは軽く叩く動作のことで、両手の人差し指から小指の4本の指をそろえて指先でトントンと軽く叩くイメージで行います。仰向けで横になった状態で右の骨盤のすぐ内側からウエストラインまで上方向に、そこから左に向けて左の骨盤の延長線上までできたら、今度は下方向にタッピングをします。腹周りの皮下脂肪の多い人は腸にしっかり刺激が届くように、強めで行いましょう。

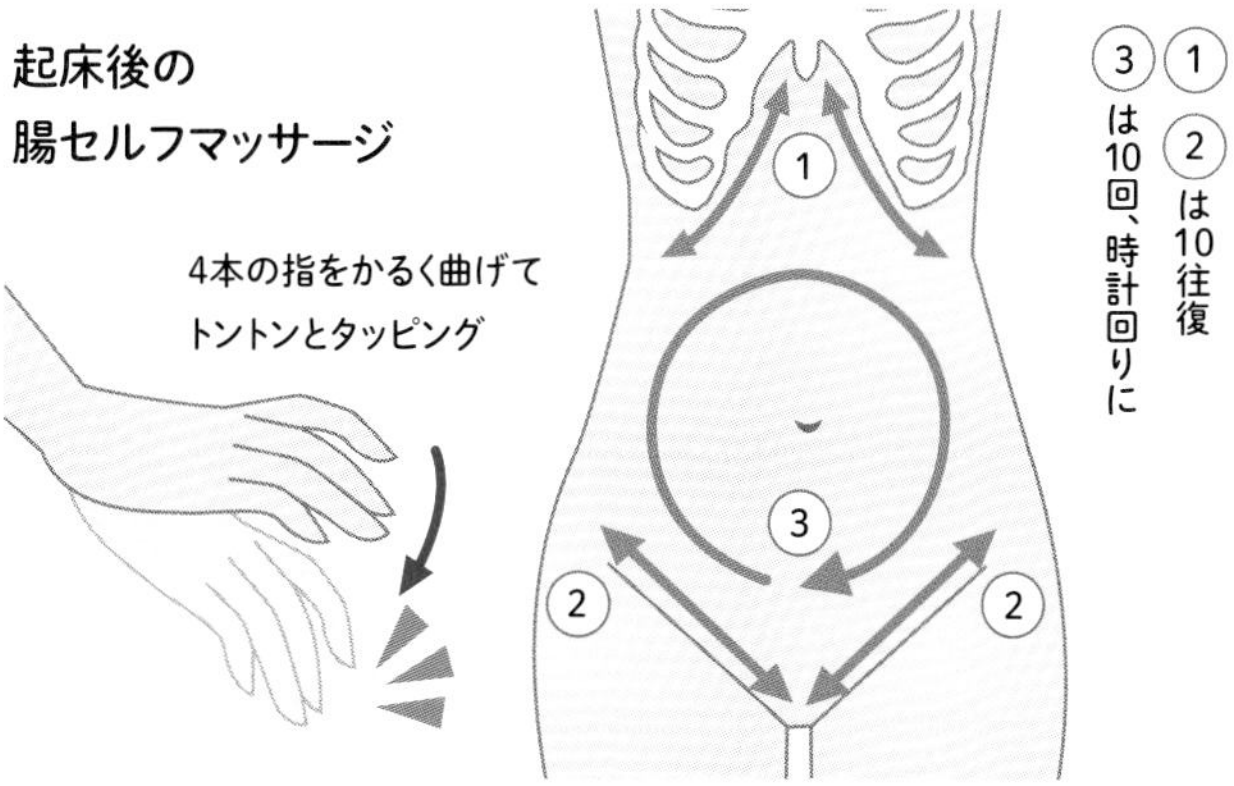
起床後の
腸セルフマッサージ
4本の指をかるく曲げて
トントンとタッピング
①
②
③
①②は10往復
③は10回、時計回りに

●トイレに座ってからの腸セルフマッサージ

朝食後にトイレに行く習慣をつけることは先に述べました。次に、トイレに入ってから排便を促すマッサージをしましょう。

【トイレマッサージ法】

1　便座に座り、肛門に力を入れてギューッと締め上げる（5秒）
2　フーッと肛門の力を抜く。脱力したらそのまま止まる（5秒）

これを5セット繰り返しましょう。

【排便を促す姿勢】

排便する際の姿勢も大切です。排便しやすい姿勢は「前傾姿勢」です。恥骨直腸筋が緩《ゆる》みやすくなり、直腸から肛門にかけての角度も直線的になって便が出やすくなります。まず便座に座って、両ひじが太ももにつくように前傾姿勢をとります。できれば、踏み台を置いて足を上に上げるようにすると、さらに排便しやすい角度になります。

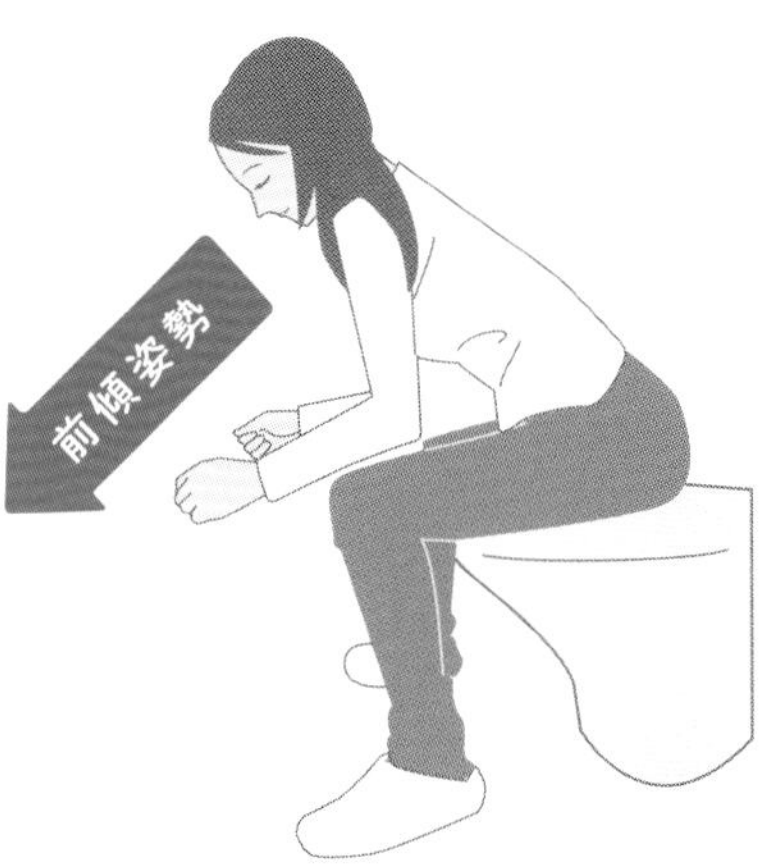

［第3章］

美容に良い 6つの朝活習慣

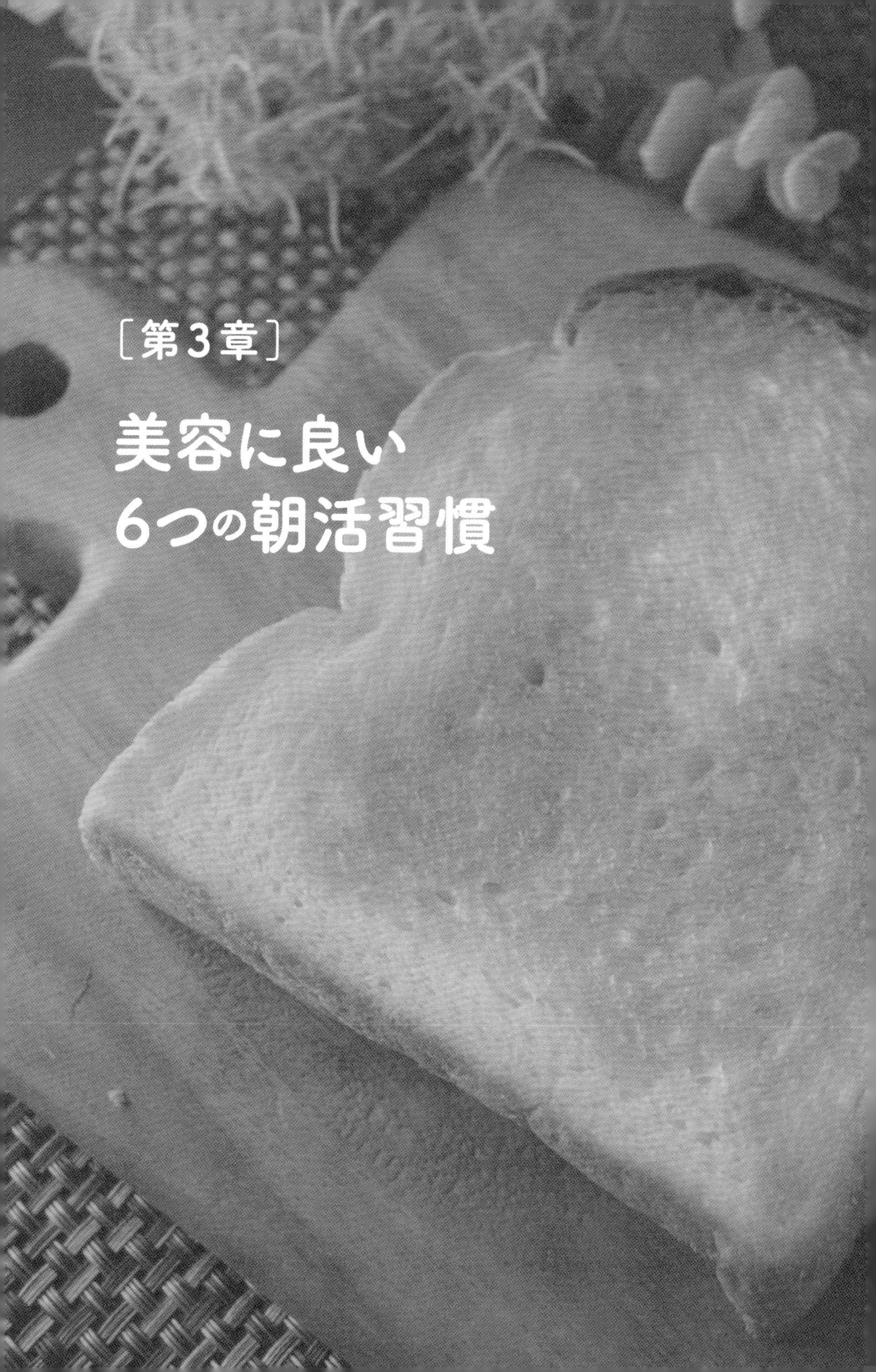

朝に良い朝活習慣「水分補給」「朝食」「腸マッサージ」に関して、第2章で述べました。ここではさらに実践してほしい、美容に良い朝活習慣を6つ、ご紹介します。

美容に良い朝活習慣❶ 早起き

「早起きは三文の得」ということわざがあります。「朝早く起きることは健康にも良く、必ずいくらかの利益があり、徳が得られる」という意味だそうです。電灯がなかった時代は昼間の明るい間に仕事をし、夜の暗い間は眠るのが基本でした。ですから、朝早く起きて仕事をすることが徳（＝得）につながる、ということです。

もう一つは「暗くなったら寝て、明るくなったら起きる」という規則正しい生活リズムは健康にも良いというたとえでもあります。三文というお金は少額のようですが、早起きを毎日続ければ少しであってもお金が積み上がり、いずれは大金にもなるというわけです。

このことわざは現代の私たちにも学べるところが多々あります。1日のスタートである朝の時間を慌ただしく過ごすのではなく、時間と心に余裕をもつことで、生活に豊かさを与えてくれます。夜更かししようと思えば、30分、

1時間はあっという間に過ぎてしまいます。30分、1時間早起きして、何か新しいことを始めてみるのも人生の徳を得る第一歩といえます。

起きる時刻は何時が良い、と決まった時刻はありません。しかし、ポイントは平日と休日で起きる時間を変えないことです。起床時刻を毎朝一定にすることで生活リズムが整い、健やかな一日を過ごすことができます。

また、後述する「朝の光」を浴びることで、体内時計がリセットされますので、日の出以降に起きると良いとされています。ヒトは起床後の30分間にコルチゾールが分泌されます。コルチゾールは体を覚醒状態にしてくれるホルモンで、朝起きた時の光の量が多いほど分泌量が高まり、その影響で1日の脳の働きが良くなるといわれています。

目覚めたときに辺りが薄暗いとコルチゾールの分泌が不十分になり、脳や体の働きが悪くなります。早起きが良いからと午前3時・4時の暗い時間帯に起きるのではなく、日の出の時刻を考えて起きることが大切です。季節によって日の出の時刻は変動しますので、起きる時刻も変えるほうが良いでしょう。

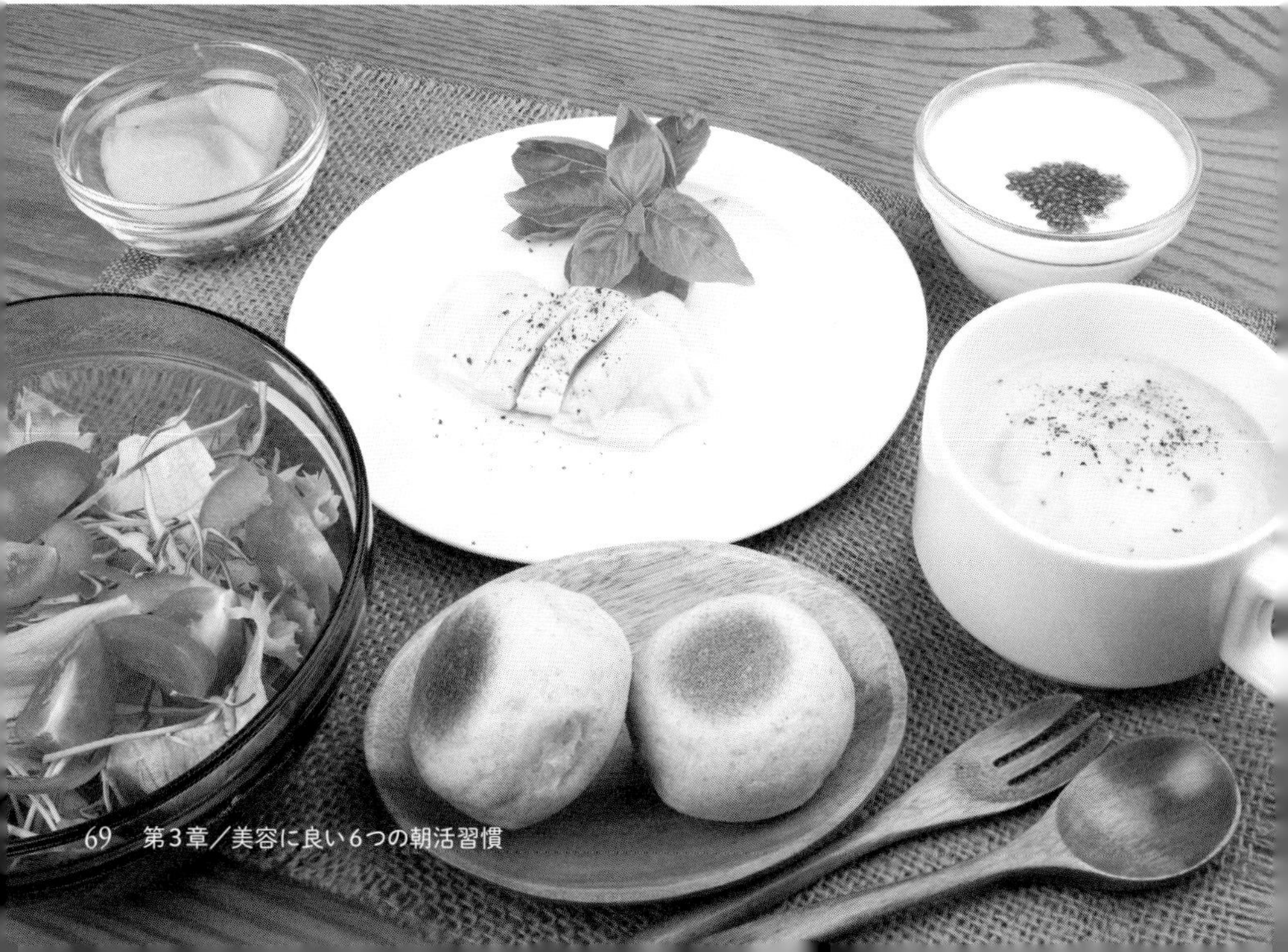

美容に良い朝活習慣❷

朝の光

体内時計の中枢神経のリセット法は、「朝の光を浴びる」ことだと第2章で述べました。起床後30分以内に朝日を浴びることで、眼から入った太陽の光が網膜を通して視交叉上核に伝わり、視交叉上核にある体内時計がリセットされます。それによって24時間という一定のリズムに調整されるのです。リセットされた情報は、全身の体内時計に伝達されます。

朝の強い光の情報によって体内時計がリセットされると、その信号によって眠りを促す睡眠ホルモン「メラトニン」の分泌が抑制されます。メラトニンは抑制されてから約14～16時間後に再び分泌され始め、分泌量が増えると体の深部体温が低下して眠気をもよおすのです。これが「朝の強い光」と「体内時計」と「睡眠」の正しい関係です。

しかし、夜中に蛍光照明やパソコン、スマートフォン、テレビなどのブルーライトを浴びてしまうと、夜のメラトニンの分泌量が減少します。睡眠覚醒リズムが乱れ、不眠や浅い眠りなど睡眠障害の原因にもなってしまいます。体内時計の乱れは、ホルモンバランスや自律神経のリズムにも影響を及ぼし、食欲・意欲減退などの体調不良を引き起こしたり、うつなどの原因になったりするともいわれています。

健康を維持するには、体内時計を毎朝一定の時間にリセットすることが大切です。そのために必要な生活習慣は以下の3つです。
①朝起きたら、まずカーテンをあけて朝日を浴びる
②日中はできるだけ外出して、光を浴びる時間をつくる
③夜は強い光をできるだけ浴びない

美容に良い朝活習慣③ 洗顔

私たちは起床後、ボーっと寝ぼけていることも多いと思います。朝の洗顔の目的は、冷水で体を刺激して、シャキッと目を覚ますことです。洗顔すると体を活動モードにする交感神経が活発になって、一気に体の目覚めスイッチが入ります。

もう一つの目的は、夜寝ている間にたまった皮脂汚れをキレイに落とすことです。

私たちは眠っている間に皮脂や汗が多量に分泌されます。分泌物はきちんと落とさないとニキビや吹き出物の原因になります。落としきれなかった皮脂、古い角質、汚れなどは酸化して肌にダメージを与えてしまうのです。そういった皮脂汚れは水やぬるま湯だけでは落としきれないので、肌に優しく洗浄力のある洗顔料を使用し、その後保湿をします。洗顔料の使用について

は賛否ありますが、乾燥肌・オイリー肌など肌質によっても対処が異なりますので、ご自身にあった洗顔の方法を選ぶようにしましょう。また、拭《ふ》き取り化粧水などを使用するのも、一つの方法です。その場合、たっぷりの拭き取り化粧水をコットンに出し、優しく拭き取ります。ゴシゴシこするのは控えましょう。

美容に良い朝活習慣❹ 朝の運動

目覚めを促す軽めの運動も、美容と健康に良い習慣です。体を動かすことで体温が上がり、脳の覚醒が促されます。朝にヨガをしたり、ウォーキングをしたり、筋力トレーニングをしたりすることも良いのですが、まずはベッドの中で30秒くらいから始めてみましょう。起床してベッドから出る前に、寝転がったままで以下のように行ってください。

[方法] 仰向けになり、手足を天井に持ち上げてブラブラ揺らす

これを30秒間行うだけです。また、体を左右にゴロゴロするのも良いでしょう。これらの動きを少しするだけで全身の筋肉の緊張がほぐれ、血液が全身に流れます。血行促進・むくみ解消・リラックス効果なども期待できま

す。慣れてきたら、ストレッチなども取り入れると良いでしょう。

美容に良い朝活習慣 5 朝のマインドフルネス瞑想

マインドフルネス瞑想《めいそう》は「心を鎮《しず》めて自身と向き合い、今の自分の心がどう感じているかを知ること」です。よく無の境地になるとか、煩悩《ぼんのう》を消すなどのイメージを持たれがちですが、少し違います。一言でいうと、「集中」です。今の自分に集中することであり、それが無であれば、無である自分を知ることで良いのです。暑いなと感じているなら、暑いと感じている自分に集中することです。マインドフルネスは食事をしていても、歩いていても、どこでも実践することができます。けれど、日常生活ではつい忘れがちになるため、朝1分程度の瞑想と合わせたマインドフルネス瞑想をおススメします。

マインドフルネス瞑想は深く自分を見つめ直すことができ、日頃、頭の中で駆け巡っている雑念やストレスがあることを気づかせてくれます。雑念やストレス、不安などを客観的に捉《とら》えて集中し、感情のコントロールをトレーニングします。そうすることで、悲観的な感情に振り回されることがなくなります。ストレスが軽減されるので1日のパフォーマンスが大きく変わります。この方法は非常に効果的で、世界中の企業で取り入れられています。

1分間のマインドフルネス瞑想法

●**準備**

①服装……体を締《し》めつけないリラックスできる服装
②時間……1分間のタイマーをセットすると時間を気にせず集中できる
③座る……胡坐《あぐら》、正座、椅子《いす》に座るなど、どの座り方でもよい
③姿勢……背筋を伸ばして、胸を大きく開く
⑤手の向き…太ももの上に軽く添える程度にする
⑥目……閉じる、または半眼の状態にする。半眼の場合は斜め前方の
　1点をぼんやり見つめる
⑦脱力……顔、両肩、腕……と徐々に上半身の力を抜く

●**瞑想**

①呼吸……鼻から息を吸って、鼻から息を吐く呼吸を意識して行うこと
　で、呼吸が整い心も安定していきます。そのまま1分間呼吸
　を続けます。頭の中にさまざまな雑念が浮かんできますが、
　その雑念を客観的に捉えます。
②集中……心を整えることをあらわします。「今ここ」「今この瞬間」に

集中します。瞑想におけるマインドフルネスは呼吸の感覚に意識を向けて集中していきます。呼吸をしているときの、お腹の膨らみやへこみなどに集中することで、自然と「今ここ」に集中した状態となり心身のバランスが整います。

マインドフルネス瞑想を習慣化することによって心身のバランスが整い、ストレスやネガティブな感情に惑《まど》わされにくくなり、ストレスが軽減されます。仕事に集中できるようになり、新しい発想が浮かびやすくもなります。マインドフルネス瞑想は朝でなくても良いですが、特に効果の高い朝に実践することが推奨《すいしょう》されています。生活に幸福感や活力が芽生え、いきいきとした毎日を過ごすことができます。ぜひ、朝1分のマインドフルネス瞑想を生活に取り入れて習慣化しましょう。

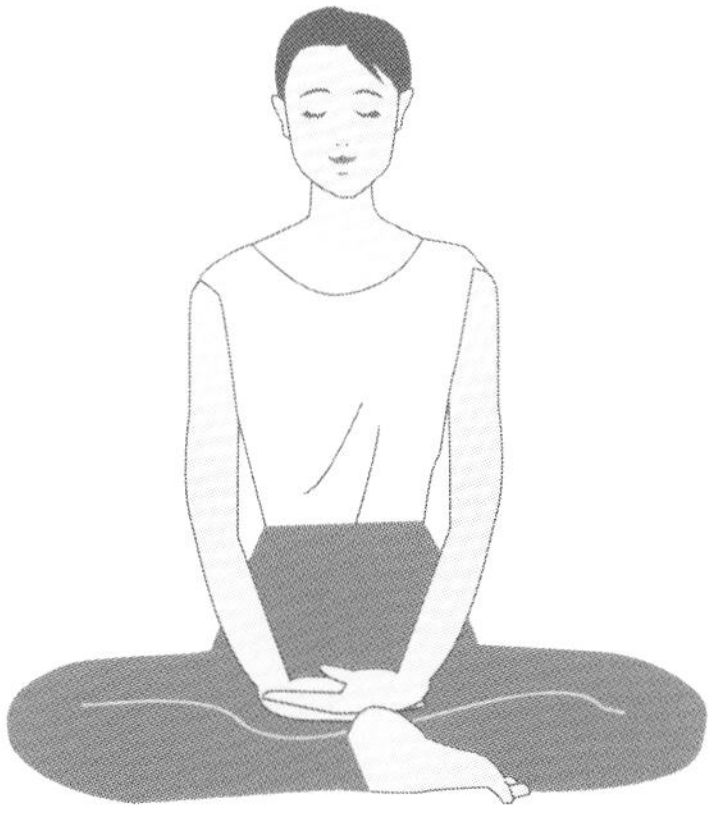

美容に良い朝活習慣❻ 朝の笑顔

「メイクをして外着に着替える」という行動は1日のスイッチをオンにして、気持ちにハリを与えてくれます。男性であれば、ネクタイを締めることで気持ちが引き締まり、仕事モードがオンになります。

朝の身支度は、歯を磨《みが》く・髪をセットする・メイクする・髭《ひげ》を剃《そ》るなど・鏡の前で行うことがたくさんあります。そんな時に、自分に笑顔を向ける習慣をつけましょう。

笑顔になると幸せホルモンの分泌が促され、気分が高揚します。また免疫力も上がり、病気に負けない強い体づくりにも効果的です。

たとえ疲れているときでも気分が晴れないときであっても、しかめっ面ではなく笑顔をつくりましょう。そして、鏡の中の自分に向かって（できれば声に出すと良いのですが、心の中で唱えるのでもかまいません）「わたしは幸せ」「ありがとう」という2つの言葉を、とびきりの笑顔で語りかけましょう。

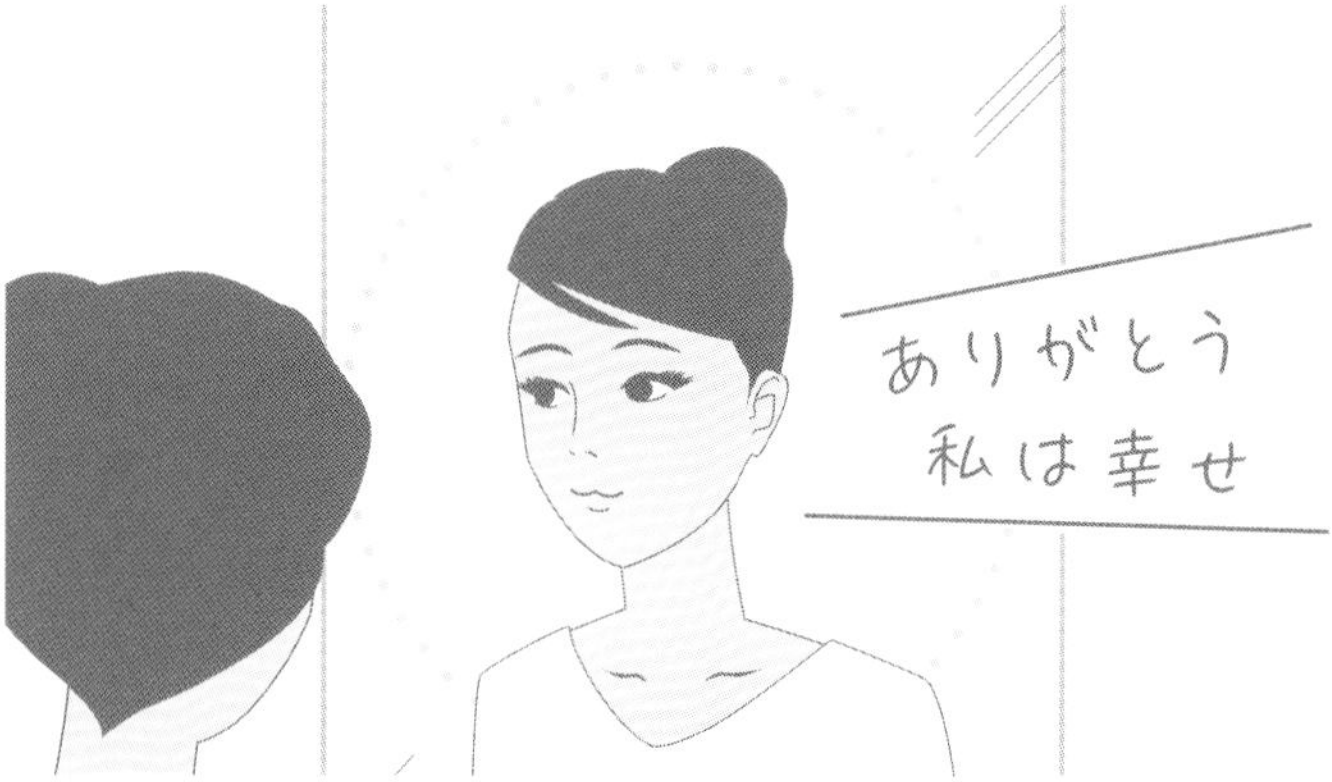

［第4章］

朝食の摂り方

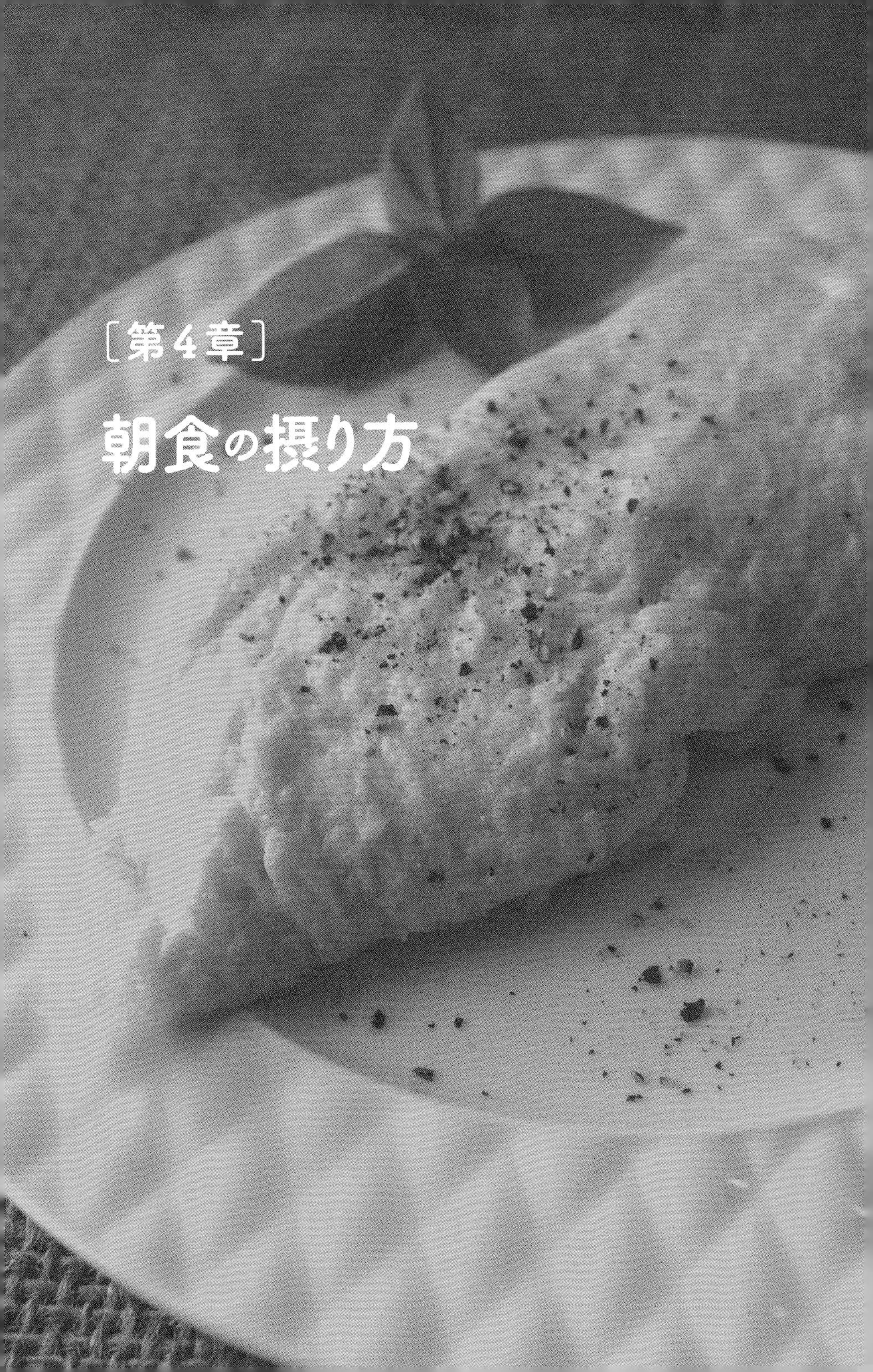

朝食は、美容・健康のために必ず食べた方が良いということはわかりました。それでは、実際の摂《と》り方を見ていきましょう。

◎朝食の量

朝食に食べる量は基本的に1日の1／3を目安にすると良いですが、起床後にたくさん食べることができない場合は、食べられる量で無理をしないようにしましょう。

美容栄養学では「朝3：昼5：夕2」、又は「朝3：昼4：夕3」を推奨しています。

●朝食量の目安

栄養バランスを整える「手計り食事法」

1食分の計り方

・炭水化物（ご飯やパン）：握りこぶし一つ分

・タンパク質（肉や魚）：指を含まない手のひら1枚分〜指を含む手のひら1枚分

・ビタミン&ミネラル（野菜、キノコ、海藻類）：両手いっぱいに乗るくらい（120g以上）

2020年版　推定エネルギー必要量（kcal/日）

性別	男性			女性		
身体活動レベル[1]	Ⅰ	Ⅱ	Ⅲ	Ⅰ	Ⅱ	Ⅲ
0〜5（月）	—	550	—	—	500	—
6〜8（月）	—	650	—	—	600	—
9〜11（月）	—	700	—	—	650	—
1〜2（歳）	—	950	—	—	900	—
3〜5（歳）	—	1,300	—	—	1,250	—
6〜7（歳）	1,350	1,550	1,750	1,250	1,450	1,650
8〜9（歳）	1,600	1,850	2,100	1,500	1,700	1,900
10〜11（歳）	1,950	2,250	2,500	1,850	2,100	2,350
12〜14（歳）	2,300	2,600	2,900	2,150	2,400	2,700
15〜17（歳）	2,500	2,800	3,150	2,050	2,300	2,550
18〜29（歳）	2,300	2,650	3,050	1,700	2,000	2,300
30〜49（歳）	2,300	2,700	3,050	1,750	2,050	2,350
50〜64（歳）	2,200	2,600	2,950	1,650	1,950	2,250
65〜74（歳）	2,050	2,400	2,750	1,550	1,850	2,100
75以上（歳）[2]	1,800	2,100	—	1,400	1,650	—
妊婦（付加量）[3] 初期				+50	+50	+50
中期				+250	+250	+250
後期				+450	+450	+450
授乳婦（付加量）				+350	+350	+350

1. 身体活動レベルは、低い、ふつう、高いの三つのレベルとして、それぞれ、Ⅰ、Ⅱ、Ⅲで示した。
2. レベルⅡは自立している者、レベルⅠは自宅にいてほとんど外出しない者に相当する。
3. 妊婦個々の体格や妊娠中の体重増加および胎児の発育状況の評価を行うことが必要である。

※加熱した野菜は、かさが減るので片方の手のひらいっぱいに乗る量が目安。

イラストのように自分の手に乗る量をイメージして食事のバランスをとります。

手の大きさは個人差があるのであくまで目安になりますが、この量を意識して摂取すると栄養バランスが整いやすくなります。

◎朝食のバランス

美容・健康を維持するための食事はバランスが大切です。5大栄養素である、糖質・タンパク質・脂質・ビタミン・ミネラル、そして食物繊維が含まれた食品を偏《かたよ》りなく摂ることでエネルギーが生み出され、体を維持する材料として使われます。そのため、カロリーだけを気にしてサラダしか食べない、あるいは手軽なパンだけしか食べない、という食生活にしないことが重要です。そのためにはこれからお話する6つの食品群をきちんと摂取できているかどうか確認するようにしましょう。

栄養バランスを整える「手計り食事法」

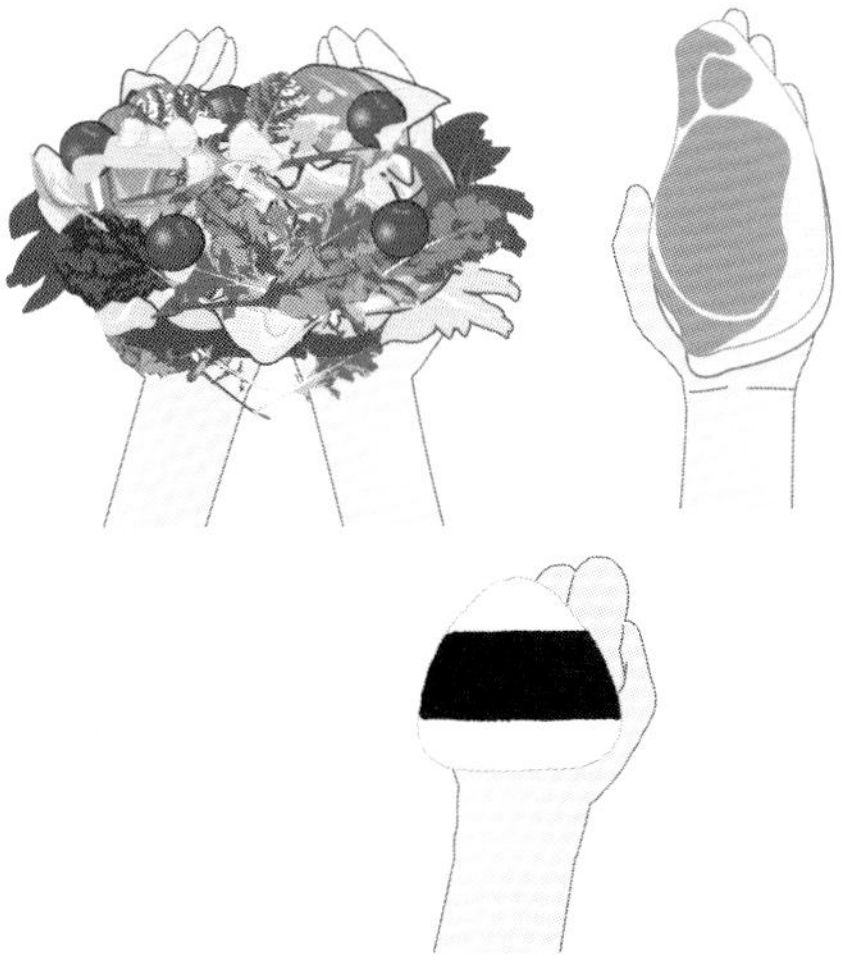

1/3量（kcal/朝食）**身体活動レベルⅡ**

	男性	女性
1～2歳	316	300
3～5歳	433	416
6～7歳	516	483
8～9歳	616	566
10～11歳	750	700
12～14歳	866	800
15～17歳	933	766
18～29歳	883	666
30～49歳	900	683
50～64歳	866	650
65～74歳	800	616
75歳以上	700	550

159ページの食事チェック表を冷蔵庫などに張って、食品がそろっているかチェックしましょう。
※レシピは第7章でご紹介します。

1　炭水化物群

炭水化物はエネルギー源として大切な栄養素です。1日の始まりの朝食に炭水化物を摂ることでエネルギーが生み出され、活動力が上がります。朝食では必ず炭水化物を摂るようにしましょう。穀物は大切な食物繊維の摂取源でもあります。健《すこ》やかな排泄を促すためにも必要です。

◎朝食におススメの炭水化物

●ご飯

ご飯は、白米よりも雑穀米や玄米の方がビタミン・ミネラル・食物繊維が豊富です。白米よりも歯ごたえがあり、しっかり噛《か》むことになりますので、食べすぎや早食いを防いでくれます。また、血糖値の急激な上昇を抑制してくれます。雑穀米・玄米を積極的に食べるようにしましょう。

●パン

朝食は手軽なパン食の人も多いと思います。パンは全粒粉《ぜんりゅうふん》やライ麦のパンを選びましょう。ビタミン・ミネラル・食物繊維を摂ることができ、血糖値の急激な上昇も抑制してくれます。ハード系パンはパンをつくる時にバターや砂糖が入っていない場合もあります。玄米や雑穀米同様、しっかり噛むことで食べ過ぎや早食いを防いでくれます。バターたっぷりのクロワッサンや菓子パンなどはおやつと捉えて、朝食では避けましょう。また食パンの場合、バターやマーガリンは使わず、オリーブオイルやココナッツオイルを利用しましょう。

●オートミール燕麦（エンバク）

オートムギ、オーツ麦、オートとも呼ばれています。オートミールとは、燕麦を精白して皮などを除いて乾燥し、煎《い》って粉砕することで調理しやすく加工したものです。脱穀し乾燥させて粒《つぶ》にし、さらに加熱してローラーをかけたものがフレーク（ロールドオーツ）です。水・牛乳・豆乳などで煮て粥状にして食べられることが多く、朝食用のシリアルに用いられることも多いです。市販のグラノーラは種類によっては砂糖と油がふんだんに使用されています。甘くて美味しいですが、朝食の主食としては不向きですので、おやつと捉えて下さい。グラノーラは手作りできますので、2〜3ページのレシピを参考にチャレンジしてみてください。

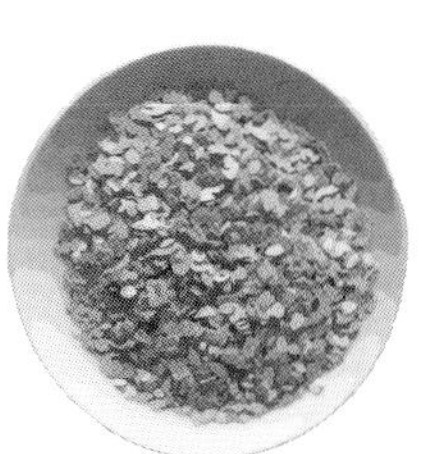

オートミール

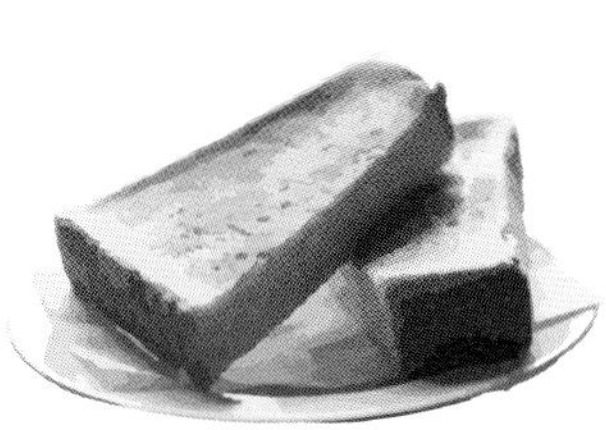

パン

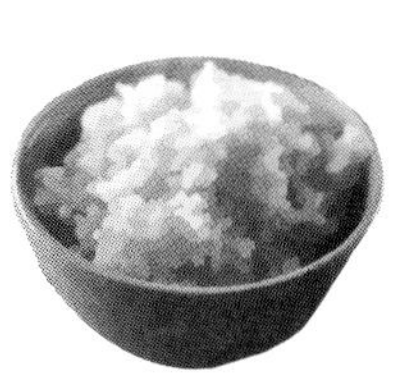

ごはん

2 タンパク質群

朝食にタンパク質が欠かせないことは第2章で述べました。ではどのようなタンパク質を摂ればいいのか見ていきましょう。

◎朝食におススメのタンパク質

●卵

卵は栄養完全食品と呼ばれていて、栄養バランスに優《すぐ》れています。タンパク質・ビタミン・ミネラルが豊富に含まれていますが、ビタミンCと食物繊維は含まれていません。ですから、野菜や果物と組み合わせるとバランスの良い食事が摂れます。卵は調理も簡単なので嬉《うれ》しいですね。まとめてゆで卵をたくさん作っておく「作り置きゆで卵」や「作り置き温泉卵」があれば、朝すぐにサラダやパンと一緒に食べられます。目玉焼きもすぐに作れるので、朝食に摂るタンパク質の食品としておススメです。

●納豆

納豆はパックを開ければすぐ食べられて、朝食にとても便利な食材です。タンパク質が豊富な発酵食品ですから、ぜひとも食べてほしいと思います。

納豆に含まれているナットウキナーゼは血液をサラサラにする効果が期待できます。ご飯との相性が良いですが、実はパンとも相性が良いのです。パンの上に納豆をのせて焼いて食べる納豆パンもおススメです。

●サラダチキン

鶏ムネ肉や鶏ササミ肉を使って、サラダチキンを作って常備しておくと、朝食のタンパク質摂取にとても便利です。低温調理するとパサつかず、しっとり作ることができます（レシピは第7章）。サラダに乗せてそのまま食べることもできます。鶏ムネ肉は高タンパク質・低脂質で、イミダゾールジペプチドという抗疲労物質も豊富に含まれています。疲労を抑制し、元気な1日を過ごすための朝ごはんに最適な一品です。

●魚

焼き魚の中でも、鮭《さけ》や塩サバなどは冷凍できて非常に便利です。フライパンで簡単に焼くことができる、便利な食材でもあります。干物の魚も手軽で美味しいです。また、サバ缶やツナ水煮缶なども良いでしょう。缶詰の魚はパンとも相性がよく、サンドイッチにして食べることもできます。

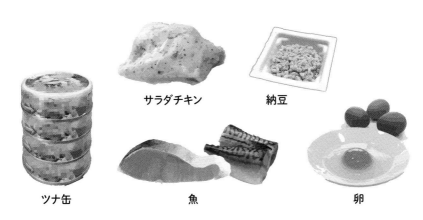

サラダチキン

納豆

ツナ缶

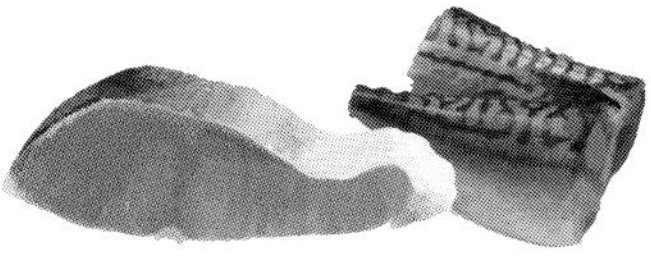

魚

卵

◎朝食に避けたいタンパク質

●**肉加工品（ハム、ベーコン、ソーセージ、ウインナー）**

朝食に便利な肉加工品ですが、塩分や添加物が多いのでおすすめしません。もちろん、食品添加物の危険性についてですが、肉加工品を毎日食べても健康被害が出ることはありません。しかし、素材を重視してタンパク質を摂ってほしいので、サラダチキンや手作りソーセージを常備しておくなどの工夫をしましょう。

3　野菜群

◎朝食におススメの野菜

朝食で「あまり野菜が摂れていない」という人は多いのではないでしょうか。朝食では、野菜を必ず摂るようにしましょう。炭水化物をエネルギーに、タンパク質を体の構成成分に効率良く変換するためにも、野菜に含まれるビタミンやミネラルは必須の栄養素なのです。1回の朝食で摂る理想的な野菜の量は、両手いっぱいに乗る120g以上です。緑黄色野菜と淡色野菜がありますが、こだわらなくてもかまいません。旬《しゅん》の野菜を使って彩《いろど》りよく摂るようにしましょう。

朝食におススメの食べ方は、サラダ・スープ・味噌汁など。また、ご飯食の場合はぬか漬《づ》けの漬け物もおススメです。乳酸菌を利用した発酵食品なので、腸内環境の改善に役立ちます。ただし、塩分量が多いので、減塩漬け物にしましょう。食べ過ぎ、塩分の取り過ぎは禁物です。

スムージーや野菜ジュースはおすすめしません(その理由は第6章で後述)。

4　果物群

◎朝食におススメの果物

朝に食べるフルーツは「最強の美容液」といわれています。旬の果物を摂るように心がけましょう。日本人は果物の摂取量が低いのですが、食べない理由の一つに「いつ食べたら良いかわからない」という意見があります。答えは「朝！」です。詳しい内容は第6章で紹介します。

5　乳製品群

◎朝食におススメの乳製品

乳製品はカルシウム源として重要な食品です。乳製品は朝が一番摂りやすいタイミングです。この時間を逃すと1日に必要なカルシウム量が摂れなくなる可能性が高くなるため、ぜひ朝食で摂るようにしましょう。

日本人の特徴として、大人になると乳糖を分解する酵素の分泌が減り、牛乳を飲むと下痢《げり》を引き起こす方が多くいます。その場合、ホットミルクにしてゆっくり飲むと下痢を起こさない場合があるので、試してみましょう。また、発酵食品のヨーグルトは、発酵の過程で乳糖が分解されているため、下痢になりにくい食品です。ただ、ヨーグルトは種類によって菌種が異なります。1種類のヨーグルトを食べてお腹を壊したからと言って「自分にはヨーグルトは合わない」と諦めずに、自分に合うヨーグルトに出会うまで種類を変えて確かめてみてください。ヨーグルトはカルシウムを豊富に含んでいるだけでなく、発酵食品として腸内環境を良くしてくれる食品です。すぐに諦めて食べなくなるのは、もったいないことです。

チーズも乳製品で発酵食品なので、朝食にぴったりです。ただし、種類にもよりますが、高カロリー・高脂質なものが多いため、食べ過ぎは禁物です。

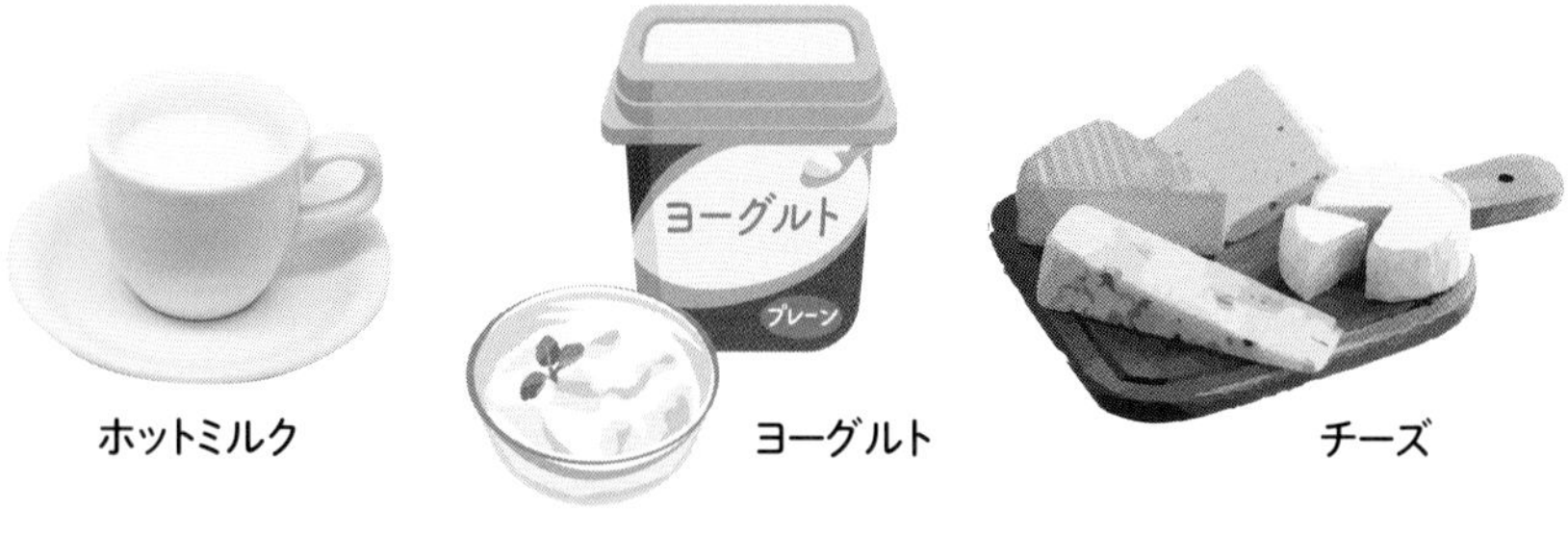

ホットミルク　ヨーグルト　チーズ

◎朝食に避けたい乳製品

乳製品の中でも、生クリームやバターは朝食に避けたい食品です。飽和《ほうわ》脂肪酸の摂り過ぎになってコレステロール値が悪化するリスクがありますので、朝食ではなるべく避けたほうが良いでしょう。

6 脂質群

◎朝食におススメの脂質

脂質は摂り過ぎると高カロリーで肥満を招くものですが、三大栄養素の一つであり必要不可欠な栄養素です。朝食の場合、肉や魚を口にしていたり、調理に脂質を使用したりしていればそれ以上摂る必要はありませんが、脂質が摂れていないと思ったときは大さじ1杯程度の油を摂るようにしましょう。他の食品に含まれる脂溶性ビタミンの吸収を助けるはたらきもありますので、不足しないように気をつけます。

酸化しにくい油は、調理で使うことができます。酸化しやすいオメガ3系の油はサラダにかけるなどして生で摂ると良いです。バターやマーガリンを多く使うと、悪玉コレステロールと呼ばれるLDLコレステロール値が上昇

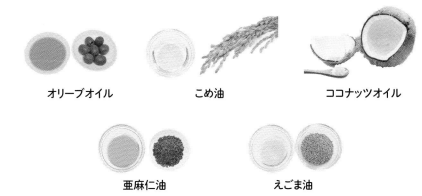

オリーブオイル

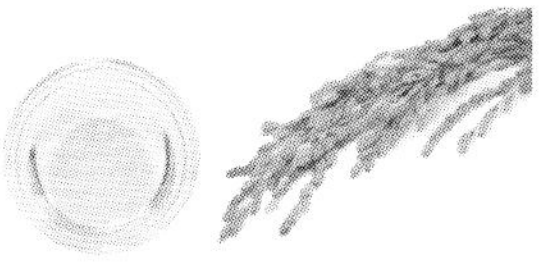
こめ油

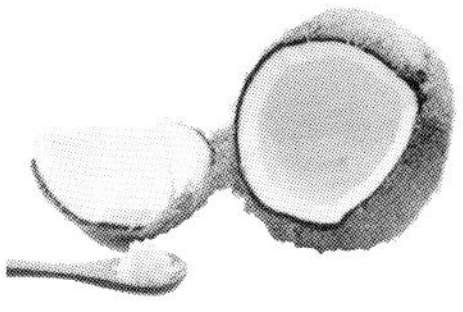
ココナッツオイル

亜麻仁油

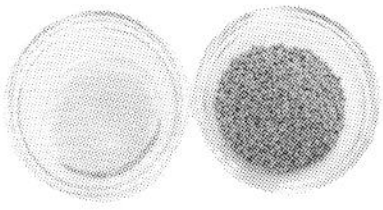
えごま油

し、動脈硬化などのリスクが上がります。パンに塗る油は、バターやマーガリンではなく、ココナッツオイルやオリーブオイルを使用すると良いでしょう。どちらも香りと風味を楽しめます。

・調理で使用するのにおススメの油

オリーブオイル、米油、ココナッツオイルなど

・サラダにそのままかけるのにおススメの油

亜麻仁《あまに》油、えごま油、オリーブオイルなど

・パンに塗るのにおススメの油

ココナッツオイル、オリーブオイルなど

ダウンタウンDX **走ったあとの飲む朝食** より

勝俣州和さんの朝食メニュー

【162 kcal】

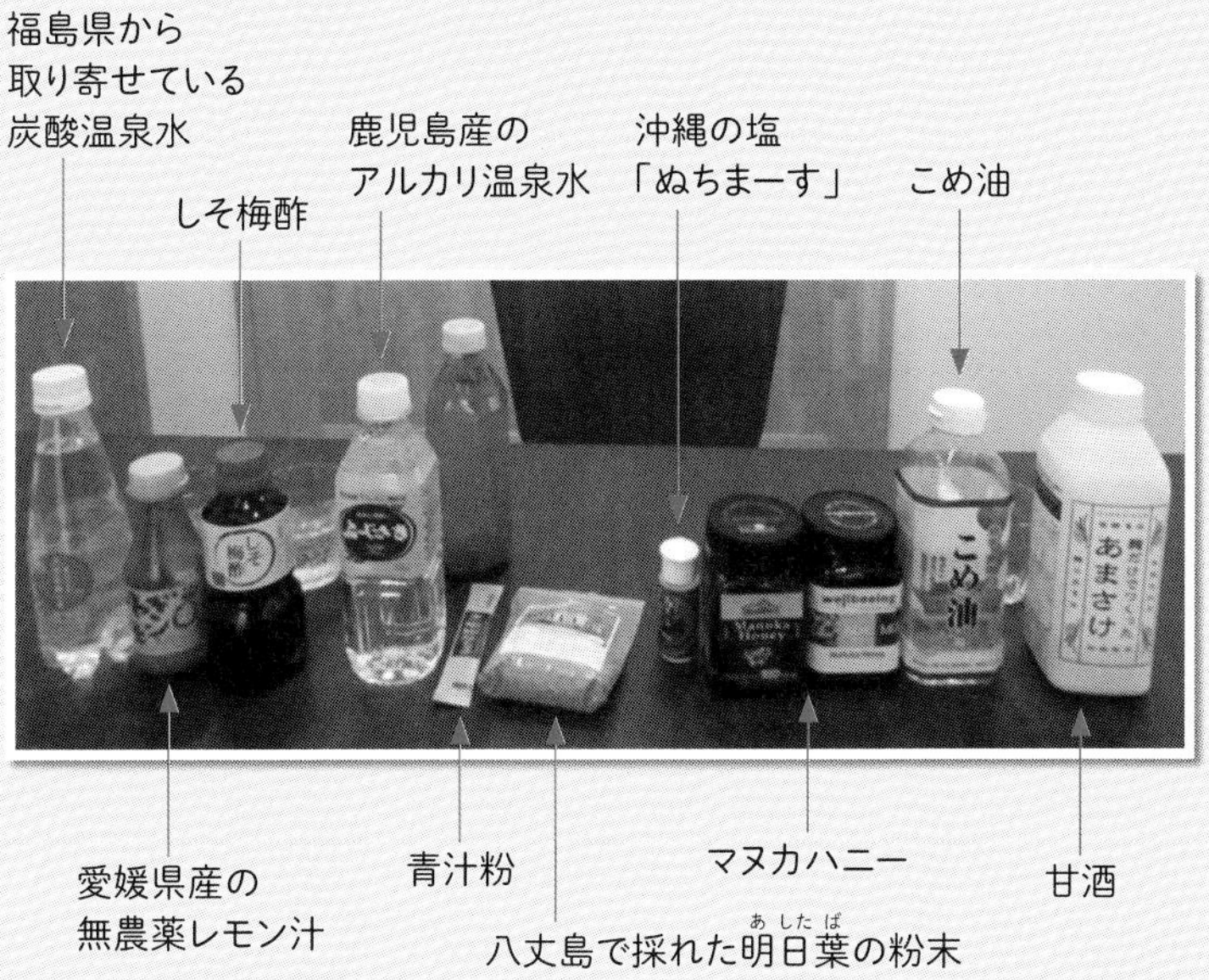

体に良いものばかりを摂るのではなく、「体に必要なもの」を摂るべきです。

勝俣さんは体に良いといわれているものを積極的に摂られています。

摂って悪いものはありませんが、これらの食品はあくまでも通常の食事を摂った上での補助として、サプリメントのように使用することが推奨されます。

できれば一汁三菜の食事を心がけて摂るようにしていただきたいと思います♪

体の内側からのケアが大切
長谷川紗希さん

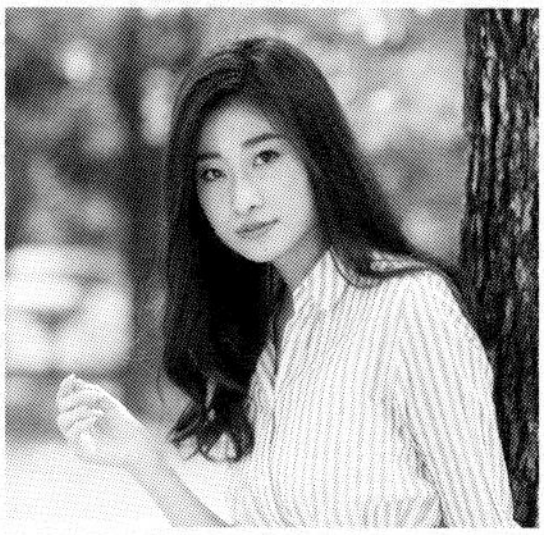

❶ • 電車に乗っているとき、椅子に座っているとき、街を歩いてるときなど普段から姿勢良くすることは常に心がけていて、そのときに軽く腹筋に力を入れることを意識しています。あと、酵素ドリンクは毎日飲みます。
• お風呂上がりにボディークリームを塗りながらマッサージをする
• 食事は必ずサラダから食べる • 週１回以上の全身浴

❷ • 最近お肌が荒れやすくて、いろいろ化粧品や薬を試すのですが、治ってもまたすぐニキビや吹き出物ができること。 • 疲れが溜《た》まりやすいこと。
• ふとんに入ってから眠るまでいつも時間がかかるので何かいい方法がないか気になっています。

❸ • 食事の食べる順番や、５大栄養素をバランスよく食べることを学んでから、自分には何が足らないかを教わったので、私はビタミンやタンパク質を中心に食事をするようにしました！

❹ • 昔に比べると、風邪を引いたり、体調を壊したりすることがほとんどなくなりました！
• 健康は食事（内側）からのケアが大切なことを気づかせてくれました！

❺ • 1993年12月9日（26歳） • 165cm • 46kg

❶スタイルの維持と健康に普段から気を付けていることや実践していること ❷美容と健康面で気になっていること、悩み ❸池上淳子先生の指導やアドバイスで取り入れていること ❹③の結果、効果など ❺生年月日（年齢）、身長、体重等のプロフィール

［第5章］

朝食のドリンク

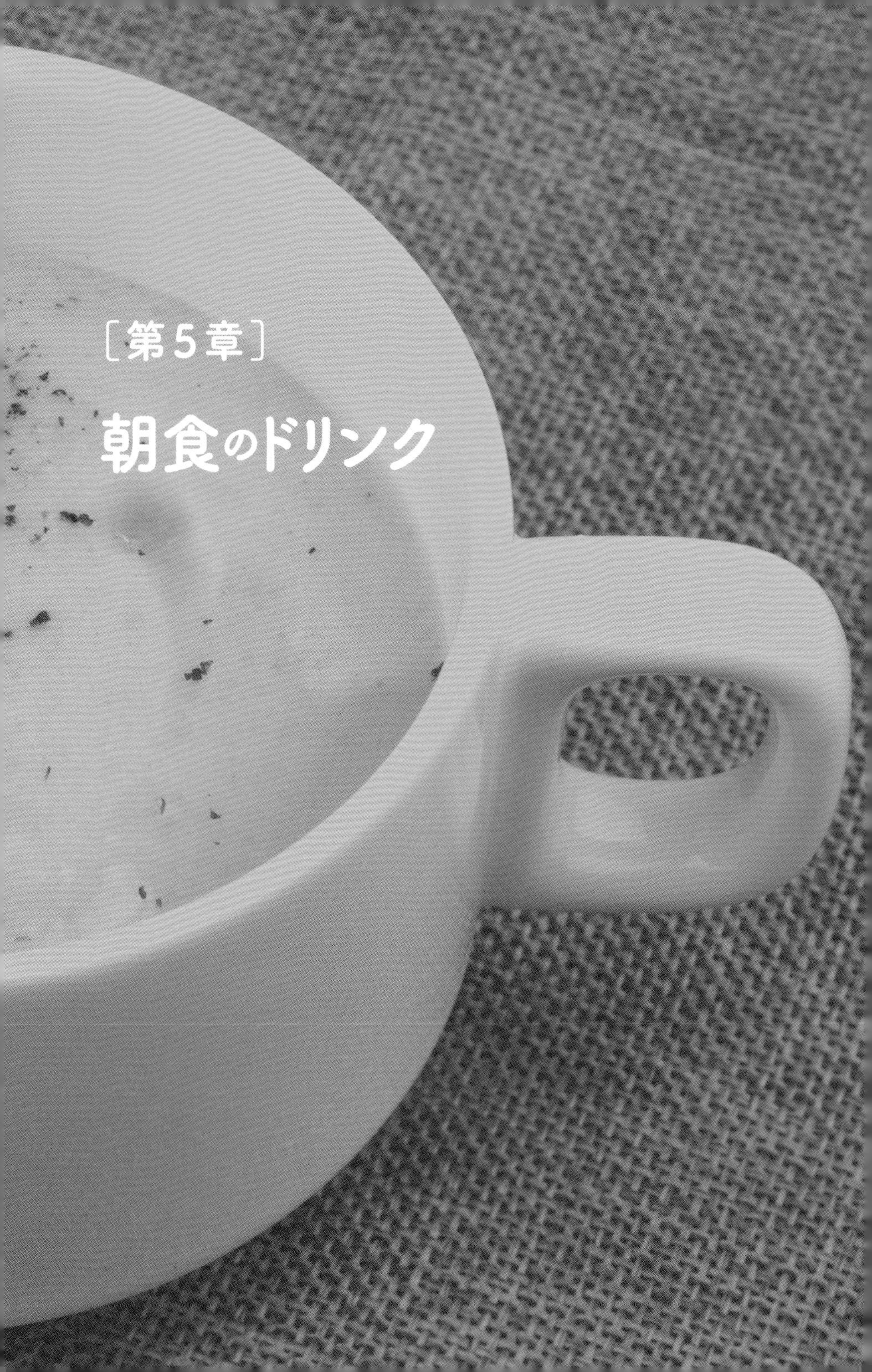

朝食に飲むドリンクについて見ていきましょう。

朝食におススメのドリンク

●生姜湯

朝は体温が低い時間帯です。体を温める効果のある生姜《しょうが》を溶かした生姜湯がおススメです。加熱した生姜にはショウガオールという辛味《からみ》成分があり、血行促進効果で体を温めます。代謝促進にも効果があるので、ぜひ活用しましょう。生姜1カケ（約5g）をすりおろし、お湯を注いで、混ぜながら飲むだけです。体の芯《しん》からポカポカ温まってきます。

●ココア（甘みなし）

ココアには、末梢血管を拡張させる作用を持った「テオブロミン」や、血行促進効果のある「カカオマスポリフェノール」が含まれています。つまり、血流を良くして体を温める効果が期待できますので、朝にココアを飲むことをおススメします。ただし、砂糖が多く含まれる製品は避けたほうが良いでしょう。無糖のココア粉末大さじ1杯に、お湯や温めた牛乳・豆乳と混ぜて飲みましょう。

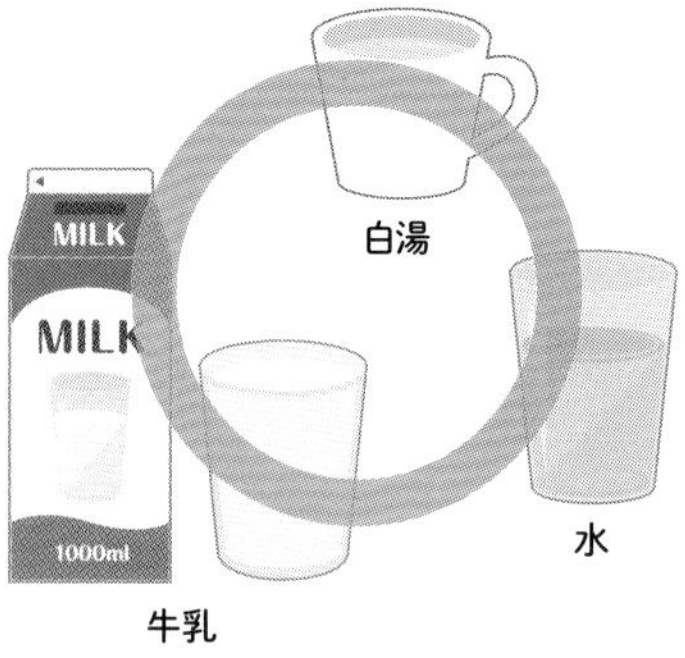

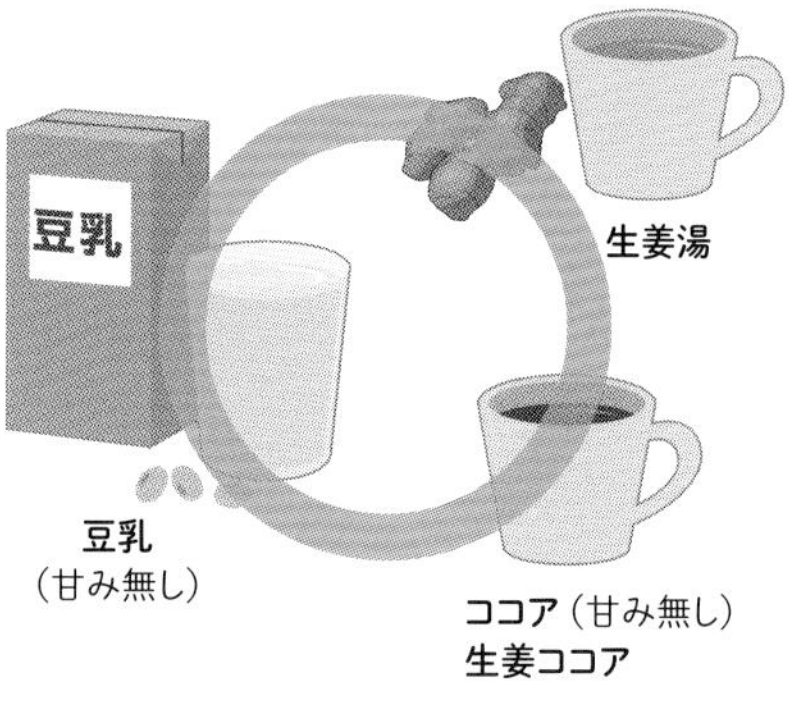

●生姜ココア

体を温める効果が期待できる生姜とココアはとても相性が良いものです。効果の相性だけでなく、味の相性も良いのでおススメです。生姜ココアにして飲むと、さらに冷えの改善が期待できます。

●豆乳（甘みなし）

朝食に摂るタンパク質として、手軽に飲める豆乳もおススメです。中でも無調整豆乳がおススメですが、風味が苦手《にがて》であれば甘みのない調整豆乳を摂るようにしましょう。

●牛乳

牛乳は、不足しがちなカルシウム源としてぜひ摂ってほしいドリンクです。タンパク質も含まれていますので、朝食には向いています。牛乳を飲むとお腹を下しやすい方は、ホットミルクにしてゆっくり飲むようにしましょう。

●その他

水、白湯、お茶全般（甘みなし）

朝食に不向きなドリンク

●甘みのあるドリンク全般

朝に甘みのあるドリンクを飲むと、血糖値が急激に上昇します。寝ている間の体は飢餓状態になっているので、朝食で摂った糖質をどんどん血液中へ取り込もうとするのです。急激に血糖値が上昇したあとは急激に血糖値が下降するので、午前中に倦怠感や疲労感が出てきたり眠気に襲われたりします。

朝に甘みのあるドリンクを飲むのは避けましょう。

朝食に不向きなドリンクの例

ジュース全般、100％フルーツジュース、飲むヨーグルト（加糖）、乳酸菌飲料（加糖）、スポーツドリンク、甘いコーヒー・紅茶・カフェオレ、「糖質ゼロ」「0kcal」などの表記があっても甘みのあるドリンクなど

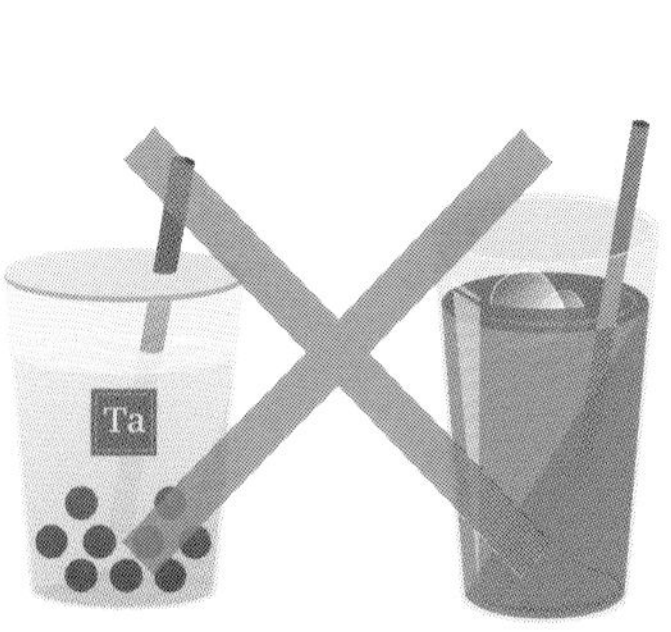

甘い飲み物　野菜ジュース

●野菜ジュース

野菜ジュースは不足しがちな野菜を補うという健康的なイメージがありますが、糖分を加えたり食物繊維を除去したりして飲みやすく加工されていることの多いドリンクです。

食物繊維が含まれていない野菜ジュースを飲むと、血糖値の急激な上昇を招くことになります。野菜や果物はジュースではなく、食事で摂るようにしましょう。

※手作りスムージーや手作り野菜ジュースに関しては、第6章を参照。

コーヒーについて

コーヒーにはカフェインが含まれているため、交感神経を優位にして眠気覚ましに良いとされています。食前に飲むと胃が荒れやすくなり、消化が悪くなります。食後に飲むようにしましょう。しかし、食後といっても食べた直後は控えた方が良いのです。コーヒーに含まれるタンニンは、食べたものに含まれる鉄と結びついてタンニン鉄に変化します。水に溶けにくいタンニン鉄は、腸から吸収されません。コーヒーが吸収を妨げてしまうのです。せっかく摂った鉄分を吸収するためにも、コーヒーは食後30分以上あけて飲むようにしましょう。

※紅茶などにもタンニンは含まれています。

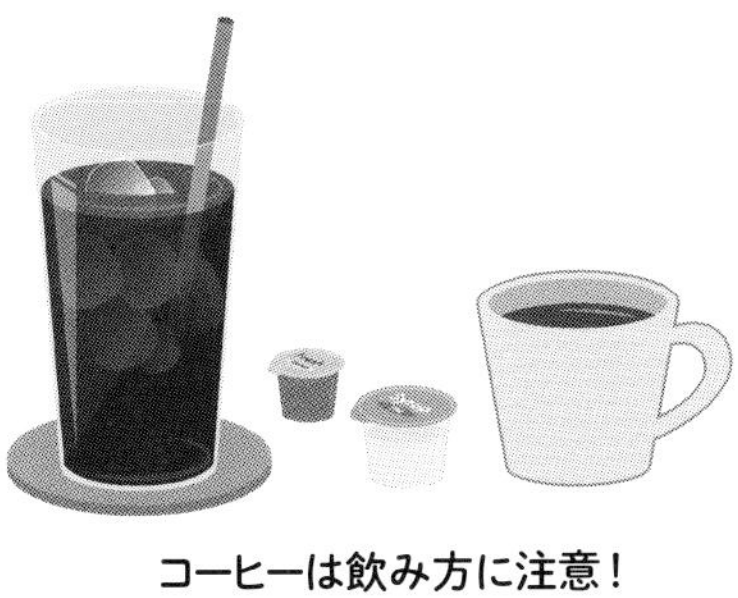

コーヒーは飲み方に注意！

現役モデルの美容ルール

綺麗なボディーラインは食事・運動からつくられる
八軒綾音さん

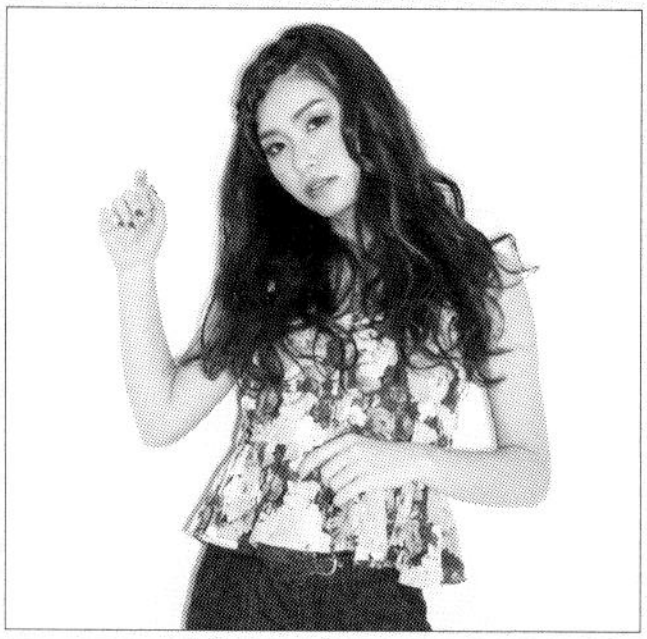

❶ •ジムでの筋力トレーニング、有酸素運動、家でのストレッチ、マッサージ、添加物や揚げ物、糖質脂質を控えた食事、水を1.5ℓ以上飲むこと、睡眠時間をしっかりとること
•月1回お肌のエステ、毎日のスキンケア、美顔器

❷ •生理痛、月経時の肌荒れ、偏頭痛、疲れが溜まりやすい、肌のくすみ、クマ、睡眠の質

❸ •しっかり食べないから痩せない、必要な栄養素を摂り、適度な運動、規則正しい生活がキレイなラインの身体をつくること
•意外に感じたのは、唐辛子に含まれるカプサイシンが身体を冷やしてしまうこと

❹ •食べないダイエットをしていた時期もありましたが、食事に気をつかいつつもしっかり食べ、運動することで自然とベスト体重になり、身体のラインもキレイになったと褒《ほ》められるようになりました。

❺ •1996年3月23日（23歳） •160cm •45kg

❶スタイルの維持と健康に普段から気を付けていることや実践していること ❷美容と健康面で気になっていること、悩み ❸池上淳子先生の指導やアドバイスで取り入れていること ❹③の結果、効果など ❺生年月日（年齢）、身長、体重等のプロフィール

［第6章］

朝食のローフード（生食）は美容液

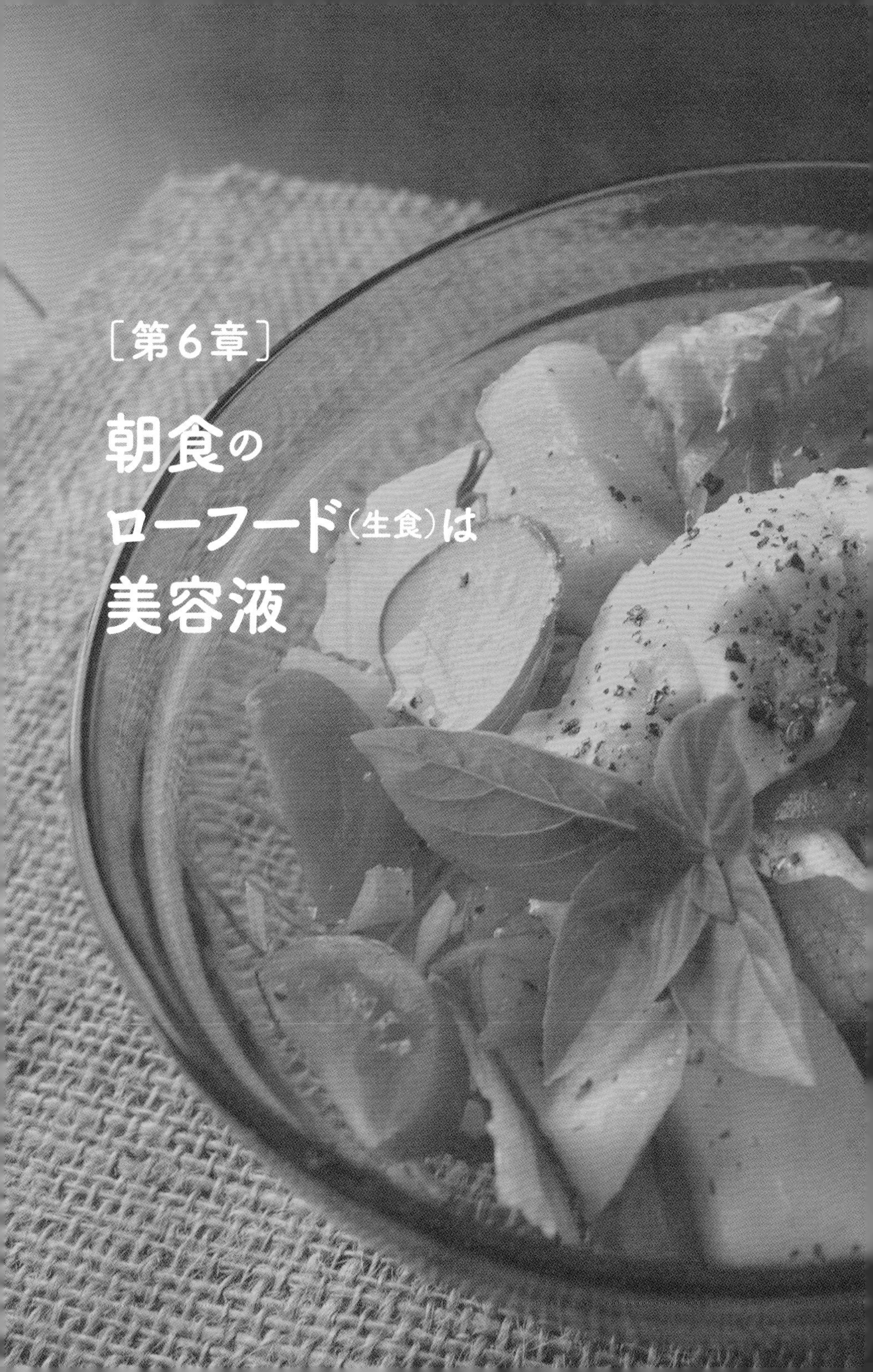

◎ローフード（生食）の嬉しい効果

野菜の食べ方として「生で摂るほうが良いか、それとも加熱するほうが良いか」とよく質問をいただきます。答えは一長一短で、どちらの食べ方も優劣はつけられません。

◎野菜を加熱する利点

・野菜のかさが減るので、たくさんの量を食べることができる
・生食ができない野菜も食べられるようになり、献立《こんだて》のバリエーションが増える
・消化が良くなったり、甘みが増して美味しくなったりする
・調理した野菜は温かいので、消化管に負担をかけない
・食中毒予防になる

野菜を加熱する利点として、これらが挙げられます。国は野菜を1日350g摂ることを推奨しています。1食分、120gの野菜は、両手にいっぱい程度の量の野菜です。生野菜で摂るとやや多く感じる量ですが、加熱するとかさが減って簡単に食べられるようになります。

また、加熱すれば根菜類など生で食べられない野菜も摂ることができるの

で、食べられる野菜の種類が増えます。加水・加熱して調理することで消化にもよくなり、栄養の吸収率が上がる場合があります。

たとえば、野菜ではありませんが、米を例とした場合、生米のとき米のデンプンはβデンプンの構造をしており、ヒトは簡単に消化することができません。つまり、食べてもエネルギー源にならないのです。βデンプンは、炊飯(加水・加熱)することでヒトにとって消化吸収しやすいαデンプンに変化します。ヒトは米を加水・加熱することで初めてエネルギー源として利用できるようになったのです。

調理は本当に素晴らしい作業です。生で食べたら消化が悪くて栄養にならないようなものを食べられるようにできるのですから。

はるか昔、火で調理するということをヒトが覚えてからは、食のバリエーションが格段に増えただろうと思われます。

また、水分が濃縮したり成分が変化したりして甘みや旨みがアップする野菜もたくさんあります。玉ねぎなどは非常にわかりやすいと思いますが、加熱することで辛みが甘みに変化します。また、生野菜の状態であれば菌などが付いている場合がありますが、加熱することで殺菌され食中毒予防にもつながります。

◎野菜を生食する利点

・野菜本来の味を楽しむことができる
・繊維があり、硬いのでしっかり噛むことができる
・生食は消化に負荷がかかり、体にとって厳しい食べ物なので、消化管を鍛《きた》えることができる
・冷たいものを食べることで、体が熱を生み出すように促されて代謝が上がる
・生食でしか得られない栄養素を摂ることができる
・免疫力が上がり、強い体づくりになる

野菜を生食する利点として、これらが挙げられます。

◎サラダは体を冷やす?

よく「冷たいものを摂ると代謝が下がる」「温かいものを摂ると代謝が上がる」といいますが、真相はよくわかっていません。通常、寒いところにいたり冷たいものを口にしたりすると、体は体温を上げようとします。つまり、エネルギーを消費して熱を生み出そうとします。1リットルの水の温度を1℃上昇させるのに必要な熱量は1㎉です。たったこれだけの熱量にすぎ

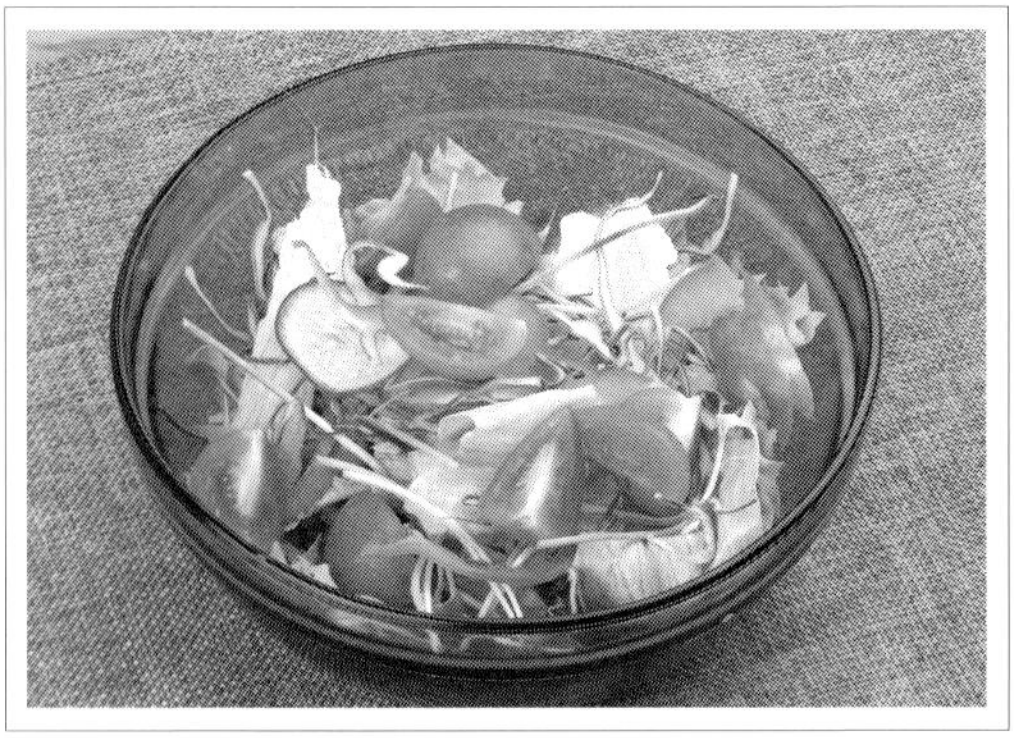

ませんが、最初から温かいものばかり摂っていたら、エネルギー消費にはつながらないといえるでしょう。

また、生野菜を冷たいサラダの状態で食べたからといって内臓を冷やす、代謝を下げるなどということはありえません。おそらく「生野菜＝冷たい」というイメージに基づく迷信だと思います。冷たいサラダが口の中に入ると、まず口内で咀嚼《そしゃく》をしてから飲み込みます。口の中で食品は温められますので、内臓を冷やすほど冷えるはずがありません。たしかに冷たい飲み物やアイスクリーム、かき氷などをガバガバ飲んだり食べたりすれば、腸や内臓が冷えて活動が弱まり、便秘や血行不良などの問題が起こります。すると肌の乾燥やくすみなどを引き起こし、水分代謝が悪くなってむくみがひどくなって……と美容トラブルの元になることがあるかもしれません。しかし、これも1回や2回、冷たいものを摂ったからといってすぐにそうなるわけではなく、習慣的に冷たいものを摂り続けた場合の話です。間違った情報や思い込みでサラダを避けるのは、非常にもったいないと思います。

◎ローフードで丸ごと摂れる栄養素

ローフードを摂ることは野菜本来の味を楽しめますし、加熱調理すると失われやすいビタミンCをはじめ、水溶性ビタミン類などの栄養を丸ごと摂れるという利点があります。

◎ローフードはインナートレーニング

ローフードには繊維があり、硬い食べ物ですので、体にとって咀嚼や消化が大変な作業になります。体が弱っているときは、温かく・軟らかく・消化の良い、野菜をコトコト煮込んだスープなどが良いでしょう。しかし、健康なときは、冷たく・硬く・消化の悪い生野菜をバリバリ食べるなど「体に厳しい食べ物」を積極的に摂るようにしましょう。美しい体は、甘やかしてラクさせてばかりではつくることはできません。体に厳しくムチを打つくらいの食習慣を取り入れることで消化管も活発に働くようになり、代謝が上がって美しい体になるのです。いわば体のインナートレーニングです。

一つ注意しなければいけないのは、生野菜は菌などが付いている場合があるということです。食あたりや食中毒になるリスクがあります。とはいえ、ヒトは無菌状態の中にいると、体が弱くなり免疫力が下がっていくばかりです。食品を生で食べるということは当然リスクを伴います。けれども、それを繰り返すことで体に耐性がついて免疫力が上がるのです。日本人は清潔すぎるため、海外にいくとお腹を壊す人がたくさんいます。無菌が良いという意識は捨てて下さい。もちろん、腐ったものや汚れたものを食べたりすることが良いと言っているわけではありません。また、生では食べられない食品もたくさんあります。いくらきれいに洗っても、菌は必ずついています。人間の手には常在菌がすんでいるので、調理をすればそこからも菌が移りま

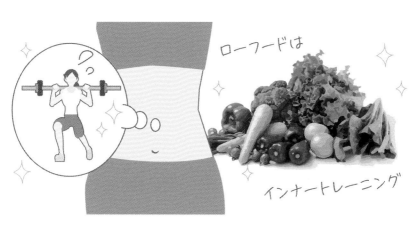

す。しかし、心配することはありません。

◎噛むことは美容行為

私たちは軟らかいものだと飲み込むように食べてしまい、しっかり噛まないで食べてしまうことがあります。しかし、生食の場合は野菜や果物の繊維があるので自然とよく噛むことになります。咀嚼はものを食べるときに非常に重要です。口に入れたら30回以上噛むようにしましょう。箸《はし》やフォークなどをずっと持ったままにしないで、一口食べたら、箸などをそのつど置いてよく噛んで飲み込みます。ガツガツ流し込むように食べるのではなく、ゆっくり丁寧に食べることを意識しましょう。

●噛んで顔のたるみ予防

私たちはものを噛むときに、顎《あご》や口周りの筋肉を動かします。これは顔のたるみ予防につながります。顔には約30種類もの筋肉がありますが、使っているのはたった20%程度といわれています。体を鍛えて引き締めるのと同じように、顔も筋肉トレーニングをすることでフェイスラインをすっきりさせ、ハリのある肌を維持することができます。食べることは、すなわち噛むことです。顔の筋力トレーニングだと思って、しっかり噛んで食べるように心がけましょう。

●噛んで脳を活性化

私たちの頭にはこめかみという場所があります。頭の両側の目尻のうしろのあたりです。目と耳のつけ根のほぼ中間に位置しています。皮膚の下に側頭骨のある場所があり、そこには側頭筋という筋肉があります。この側頭筋が顎の動きに連動することでこめかみが動きます。物を噛むとこの部分が動くことから「米噛み」＝「こめかみ」というわけです。

かつての米は固い雑穀や玄米が多く、よく噛む必要があったからではないかといわれています。

朝の寝起きのときは脳がボーっとしていて働きが鈍い状態ですが、しっかり噛んで食べると脳の活性を促進します。噛みごたえのある野菜や果物を生食することで、噛む刺激が脳に伝わります。頭が冴《さ》えて、朝からスッキリと頭をはたらかせられるでしょう。

●噛んで消化を促進する

しっかり噛んで食べることによって食べ物が細かく砕かれ、消化吸収されやすい形になります。咀嚼の刺激によって、口の中には殺菌や消化の働きをもつ唾液《だえき》が分泌されます。そして脳が刺激されて脳から胃に信号が伝わって胃液が分泌されます。このように、咀嚼を行うことで体は消化の準備を始め、消化液が分泌されます。よく噛むと、それだけで体の食べる準備、栄養を取り込む準備ができるのです。

噛んで脳を活性化

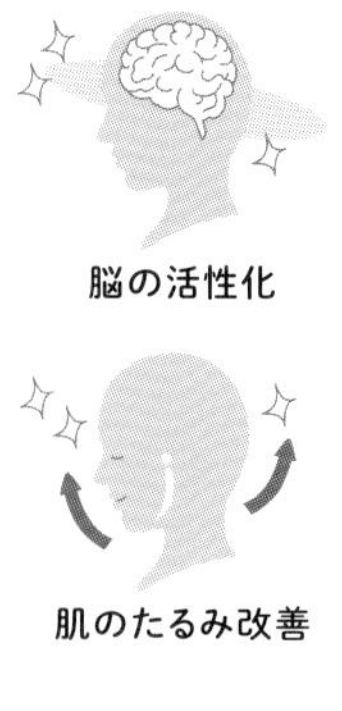

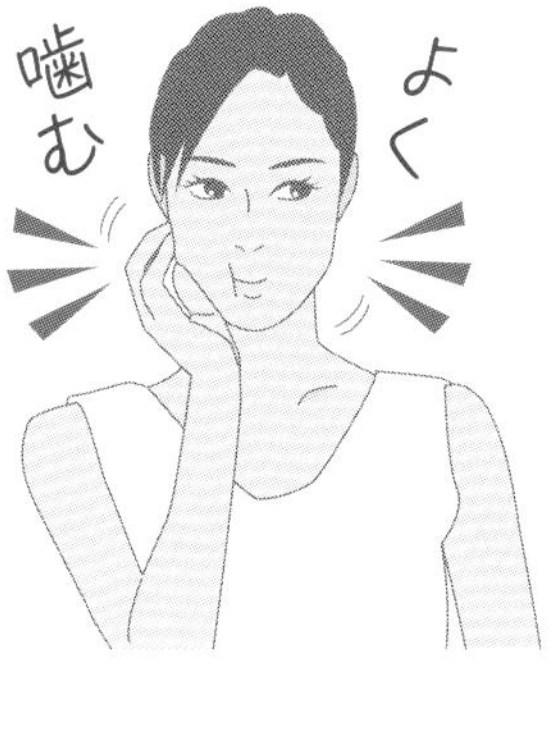

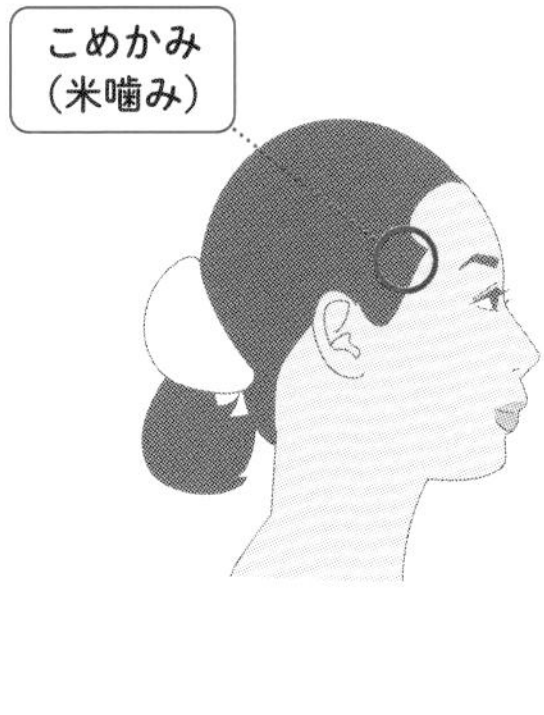

食べたものは消化液によって消化（分解）・吸収されていきます。大して噛まずに食べたり飲んだりしていると、せっかく栄養のある食品を摂っても消化吸収が良好に行われません。消化管に負担をかけてしまうことにもなります。噛むことで消化吸収が促進され、栄養をしっかり摂ることができるので、体の隅々《すみずみ》まで栄養が行き届き、美容や健康に良い効果をもたらします。健康ドリンクやサプリメントなどに頼りきってはいけません。

●噛んで肥満予防

噛むことで、早食いが予防できます。早食いすることは肥満につながります。「お腹がいっぱいだからこれ以上食べるのをやめなさい」と指令を出す満腹中枢は、食べ始めて20分以上経《た》ってから働き始めます。つまり、この満腹中枢のはたらきが始まる20分以内に大量に食べてしまうと、食べ過ぎで肥満になりやすくなるのです。メタボリックシンドロームの人に食事時間を聞くと早食いが多く、中には5分という人も少なくありません。流すように食べ物を体に入れると消化が悪くなって満腹中枢もはたらかず、食べ過ぎて肥満になりやすいのです。しかも血糖値も急激に上がります。肥満を予防したければ、まず噛むことを意識しましょう。

特に朝食は忙しく、ゆっくり食事を摂っている暇《ひま》はないとおっしゃる方は多いと思います。しかし、噛まないだけで肥満になったり、疾病《しっぺい》リスクが増えたり、老化を促進したりするのは残念です。ただ「噛むだけ」のことなのに、しないのはもったいないことと思いませんか？　ダイエットを考えるなら、まずはゆっくり噛んで食事を摂るところから始めましょう。食事を目で見て香りを楽しみ、よく噛んで、目と鼻と顎と舌で存分に味わいましょう。気持ちを豊かにして食事を楽しみましょう。

◎スムージーや野菜ジュースだけの朝食でブス誕生

「噛む」という行為がいかに大切なことかを書いてきました。そこで、よく朝食で飲まれている「スムージー」「野菜ジュース」「コールドプレスジュース」などについてお話しします。

これらは今までに何度も流行し、「オシャレ」「簡単・手軽」「美容に良い」など、きわめてイメージが良いものです。女性を中心に、積極的に飲んでいる方も多いのではないでしょうか。これらを飲んでいる女性は「意識高い系」と思われがちですし、本人もそう思っていたりします。

時間のない朝、寝起きで食べにくい体の状況でもサッと作ってゴクゴク飲むだけなので、とても手軽な朝食です。野菜や果物がたくさん入っているので、ヘルシー志向の女性に人気があるのも一見納得です。

しかし、本当にヘルシーでしょうか？

ヘルシーとは健康的、もしくは健康的な食事のことですが、これらは実際の健康的な食事とはかけ離れています。健康的な食事というのは、炭水化物・

タンパク質・脂質・ビタミン・ミネラル・食物繊維の栄養バランスがとれた食事のことです。スムージーやジュースは、食材を全部ミキサーなどにかけて飲むものです。これは、噛むことのできない要介護者や離乳食期の幼児または術後で咀嚼が困難な方などの食べ方です。介護食や離乳食のように、噛むことができない場合はミキサー食にして摂るしかありませんが、健康で噛むことができる方は食品そのままの形でしっかり噛んで食べるべきです。

前述のとおり、「噛む」ことには脳の活性化を促進し、満腹中枢を刺激し、消化吸収を良くする消化酵素の分泌を促す効果があります。そういった噛む効果を無視して、冷たいドロドロにしたものを毎日ガバガバ飲んでいると、内臓が冷え、消化が追い付かず、体に負担をかけることになります。せっかく摂った野菜の栄養もうまく吸収できなければ意味がありません。これらはヘルシーとはかけ離れた食事なのです。

野菜、果物、牛乳などをそれぞれ分けてしっかり噛んで食べて下さい。

ただし、バランスの良い食事を摂った上でスムージーなどを摂っているのであれば、それは問題ありません。生野菜で食べにくいにんじんや小松菜などを上手に利用するのも良いでしょう。飲むときは、少し口の中で噛んでからゆっくり飲み込むようにしましょう。

ダウンタウンDX　死ぬまでお酒を飲むための特製シジミ汁　より

石倉三郎さんの朝食メニュー

【129 kcal】

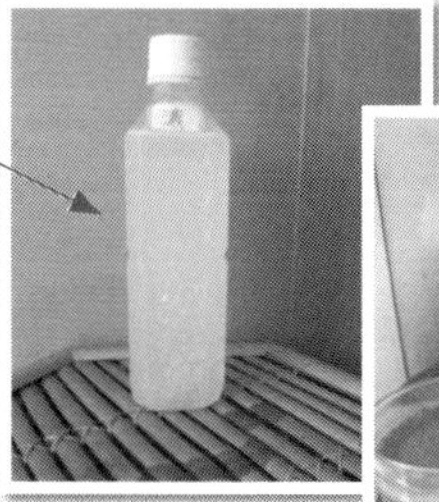

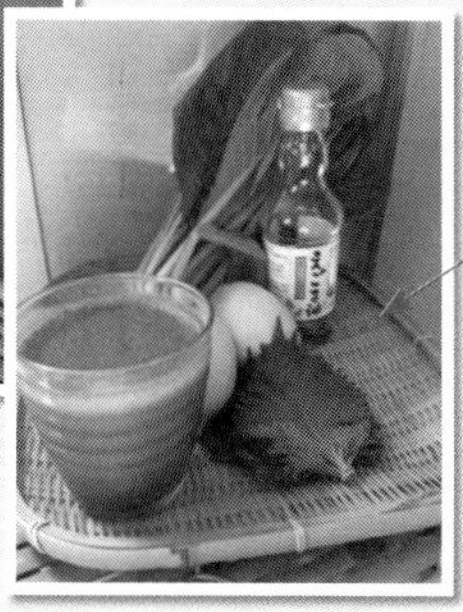

しじみに含まれるオルニチンは肝臓の解毒作用を促進しますので、肝臓疲労や二日酔い予防、全身疲労回復の効果が期待できます。また、メチオニン、タウリンという成分も含まれていて、こちらも肝機能を上げる効果が期待できます。そのほか、不足しがちな鉄やカルシウムが非常に豊富です。お酒を飲まれるとのことですので、朝一杯のしじみ汁はぜひこれからも続けて下さい。また小松菜や大葉も栄養価の高い野菜です。

気になるのは、すべて液体ということです。噛むという作業をしていないため、体内の消化酵素の分泌が低く、消化吸収が悪くなる可能性があります。噛むことで脳が刺激されます。朝は寝起きでぼーっとしがちですが、しっかり噛むことによって頭がスッキリしますし、消化吸収が良くなって満腹中枢もはたらきます。

食事をきちんと摂られた上で、こういったドリンク類を活用されることをおススメします。

◎朝サラダをボウルいっぱい食べよう

朝、サラダをサラダボウルいっぱい食べることで、体がシャキッとし、多くの美容効果を得ることができます。朝から野菜を摂ると、食後の急激な血糖値上昇が抑えられますので、午前中の疲労感や倦怠感、眠気を防いで仕事の能率がアップします。また、活動に必要なエネルギーをしっかり取ることができます。朝のサラダに含まれる食物繊維は排便を促してくれます。野菜に豊富に含まれるカリウムはむくみ予防に効果的です。

また、サラダには野菜はもちろん、チキンや卵などのタンパク質やフルーツ・海藻なども入れることができます。いろいろな食材を組み合わせることで味の変化を楽しめます。

ただし、注意していただきたいのがドレッシングです。市販のドレッシングは高糖質・高脂質・高塩分になりますので、ドレッシングはぜひ手作りしましょう。難しいことはありません。家にある材料で簡単に美味しく作ることができます（サラダのレシピは150～151ページ）。

朝からサラダを丼《どんぶり》一杯バリバリ食べるのは大変で、面倒な作業だったりします。暑い時期は口の中がほどよく冷えて気持ち良く食べられますが、真冬になると冷たいサラダを食べる気が失せてしまったりします。それでも、

◎著者のインスタグラムのサラダ写真

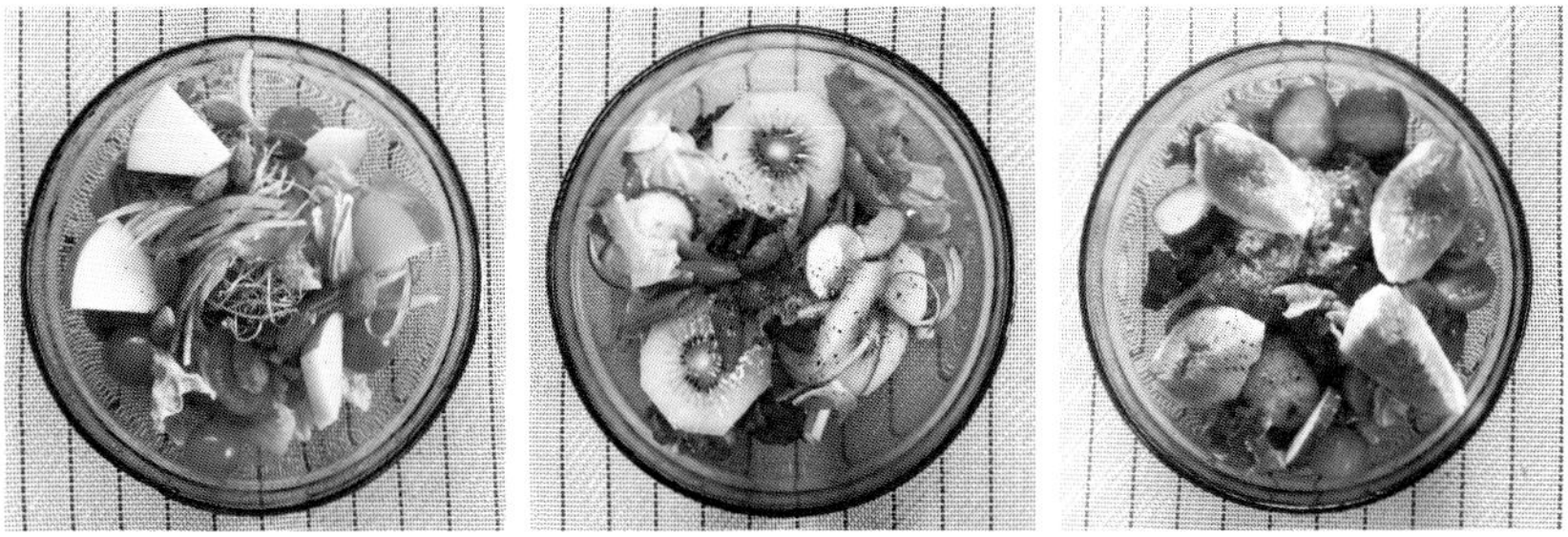

体の美容・健康の源となる美容液を体に入れていると思って、頑張って食べて下さい。これは体内のトレーニングです。体の中から鍛えて、冬でも風邪をひかない元気な体づくりにチャレンジしましょう。

◎朝のフルーツは最強の美容液

日本人の1人あたりのフルーツ消費量は世界の中でも非常に低く、2011年のデータでは世界174ヵ国中129位となっています。また、国は1日の果実の摂取目標を200gとしていますが、実際はすべての世代で目標を達成していないというデータが出ています。その中でも特に20～30代の摂取量が低く、中高年がやや高めで、20代は4割が「月3日以下しか食べていない」といわれています。日本人のフルーツ摂取量が低い理由は、「値段が高く食費に余裕がない」「皮をむくのが面倒くさい」「太りたくない」「お菓子を選んでいるから」「いつ食べたら良いかわからない」などが挙げられます。

◎フルーツの利点

フルーツには食物繊維やビタミン・ミネラルが豊富に含まれており、健康と美容に良い食品です。また、フルーツの種類によってそれぞれ独特の風味

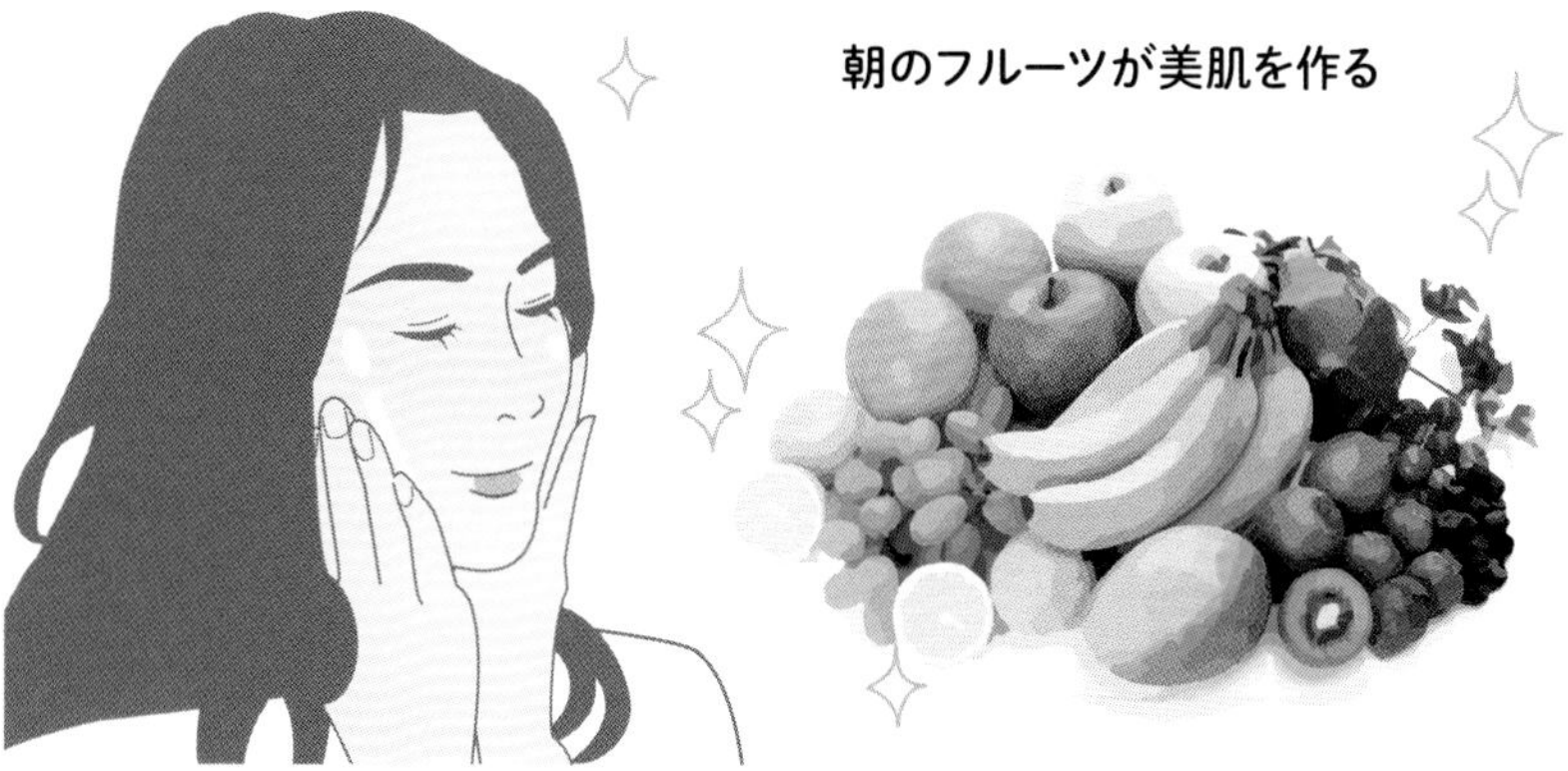

があります。甘くて美味しいだけでなく、季節によって旬のフルーツをかわるがわる楽しむことができます。

フルーツに含まれる食物繊維の種類は水溶性と不溶性の2種類がありま す。フルーツには不足しがちな水溶性食物繊維が特に豊富に含まれていて、血糖値の上昇を抑えるはたらきやコレステロールを下げてくれるなどの効果があります。また、フルーツに含まれる食物繊維は腸内の善玉菌のエサとなるので、腸内環境が整います。美肌効果も期待できます。加熱調理をすることで失われがちな水溶性ビタミン類（ビタミンCなど）も、まるごと摂ることができます。

【フルーツ200g　1日分の目安】

- 温州ミカン　2個
- 梨　1個
- もも　2個
- ぶどう　1房
- りんご　1個
- バナナ　2本
- キウイフルーツ　2個

◎フルーツが食べられていない理由を克服する

●値段が高く食費に余裕がない

フルーツは「食べなければ生きていけない」ものではなく、嗜好品《しこうひん》として捉えられがちな食品です。しかし、栄養士の立場から言えば健康効果が期待できることから食事に取り入れないのはもったいないという気持ちになります。フルーツには旬があります。春はいちご、夏はすいかやぶどう、秋は梨やりんごや柿、冬はみかんなどですね。

フルーツは旬の時期には比較的お手頃な価格で手に入ります。また、バナナ・キウイ・グレープフルーツなどは季節にかかわらず比較的安価で、しかも安定した価格で手に入れることができます。まず「フルーツを買う」という習慣を身につけて、幸せなフルーツ生活を楽しんでみて下さい。

【旬のフルーツ】

・春（4～6月）

4月……いちご、マンゴー、びわ、デコポン、甘夏みかん、清見《きよみ》、はっさくなど

5月……さくらんぼ、びわ、夏みかん、グレープフルーツ、メロンなど

6月……いちじく、あんず、すもも、スイカ、メロン、夏みかんなど

・夏（7～9月）
7月……桃、スイカ、ブルーベリー、ラズベリー、いちじく、メロンなど
8月……巨峰、いちじく、桃、スイカ、梨、マスカット、プルーンなど
9月……ぶどう、柿、梨、りんご、いちじく、マスカット、かぼすなど

・秋（10～12月）
10月……柿、ぶどう、栗、いちじく、りんご、梨など
11月……早生みかん、ラ・フランス、ゆず、りんご、柿、ぶどうなど
12月……ゆず、温州みかん、いよかん、ぶどう、りんごなど

・冬（1～3月）
1月……温州みかん、ゆず、きんかん、ポンカンなど
2月……はっさく、デコポン、温州みかん、ポンカン、きんかんなど
3月……いちご、キウイフルーツ、ぶんたん、きんかんなど

●皮をむくのが面倒くさい

フルーツの種類によっては、包丁を使って皮をむかないと食べられないものがあります。そのため特に男性から「フルーツは面倒くさい」という声が聞かれます。しかし世界を見渡してみると、なんでもきっちり皮をむいて食

べるのは日本人くらいのものです。欧米ではほとんど皮をむきません。リンゴもキウイもそのままかぶりついて食べます。野菜やフルーツは皮の部分に色素成分や香り成分があり、抗酸化作用が高い物質が含まれています。そのため、できるだけ皮ごと食べるようにしましょう。

（例）

・バナナ・みかん

これを面倒といってしまったらどうしようもありません。手ですぐにむいて食べられます。

・キウイ・グレープフルーツ

半分にカットしてスプーンで簡単に食べられます。

・リンゴ・ぶどう

皮ごと食べてみましょう。これらのフルーツは皮の部分にポリフェノールが多く含まれています。

そのほか、いちごなどすぐに食べられるものがありますし、今はスーパーのフルーツコーナーにカットフルーツもたくさん並んでいます。メロン、パイナップル、すいかなどのフルーツも、盛り合わせで販売されています。上手に利用してください。

●太りたくない、お菓子を選んでいるから

「フルーツは太るのでは?」というイメージを持っている方もたくさんいらっしゃいます。答えはNOです。確かにフルーツには果糖が多く含まれていますが、同じ100gでスイーツとカロリー比較をしてみるとこのようになります。

・ショートケーキ…327kcal
・シュークリーム…228kcal
・いちご…………34kcal
・りんご…………61kcal
・みかん…………46kcal
・バナナ…………86kcal

ご覧の通り、フルーツの方がはるかに低カロリーなのです。果物には脂質がほとんど含まれていません。

肥満の原因は、食後血糖値の急上昇です。食後に血糖値が上昇すると、血糖値を下げるためにインスリンが分泌されます。このときに血糖が過剰に高い状態だと、インスリンが余分な糖を脂肪として溜めこむはたらきをします。スイーツに含まれる糖分と違って、果物の果糖は血糖値を上げにくいのが特徴です。ただし、ジュースなどに含まれる「果糖ブドウ糖液糖(異性化

糖）」は果糖とはまったくの別物です。異性化糖はトウモロコシのデンプンを原料として作られている糖で、食後高血糖を引き起こしやすいので注意してください。フルーツには食物繊維が豊富に含まれているため、血糖値を急激に上げにくい作用があると考えられています。

一方、100%フルーツジュースは要注意です。食物繊維がほとんど含まれていませんので、食後高血糖を引き起こしますし、太る可能性が高くなります。また、フルーツが糖尿病に与える影響について、日本人5万人を5年間追跡した研究があります。フルーツを多く食べる人は、食べない人と比べて2型糖尿病のリスクが上昇しませんでした。

また、野菜と果物を十分に食べている人は、食べない人と比べて2型糖尿病の発症リスクが低下しました。

野菜と果物に含まれる抗酸化ビタミンやカロテノイドなどが、血糖値を下げるインスリンのはたらきを良くしていると考えられています。

フルーツを多く食べる人は、あまり食べない人と比べ、脳卒中や心筋梗塞の発症リスクが低下することもわかっています。

●いつ食べたら良いか、食べる時間がわからない

フルーツをいつ食べたら良いか、これはズバリ「朝」です！

朝食はその日の仕事や勉強に大きく影響を与えますので、エネルギー源の豊富な食事を摂りましょう。単純な糖質（ジュースなど）を摂ると急激な血

糖値の乱高下によって脱力感や倦怠感、疲労感が起こりやすくなります。

　そこで朝食にはぜひフルーツを摂ってほしいのです。ほどよく糖質が含まれていますが、食物繊維のおかげで食後、高血糖にもなりにくく、エネルギー生成に必要なビタミン・ミネラルもしっかり摂れます。

　フルーツに豊富に含まれているカリウムは利尿作用などがあり、体を冷やすといわれています。そのため、夜よりもこれから活動をしていく朝に摂ることが望ましいのです。

「朝の美肌サラダ★」の一例

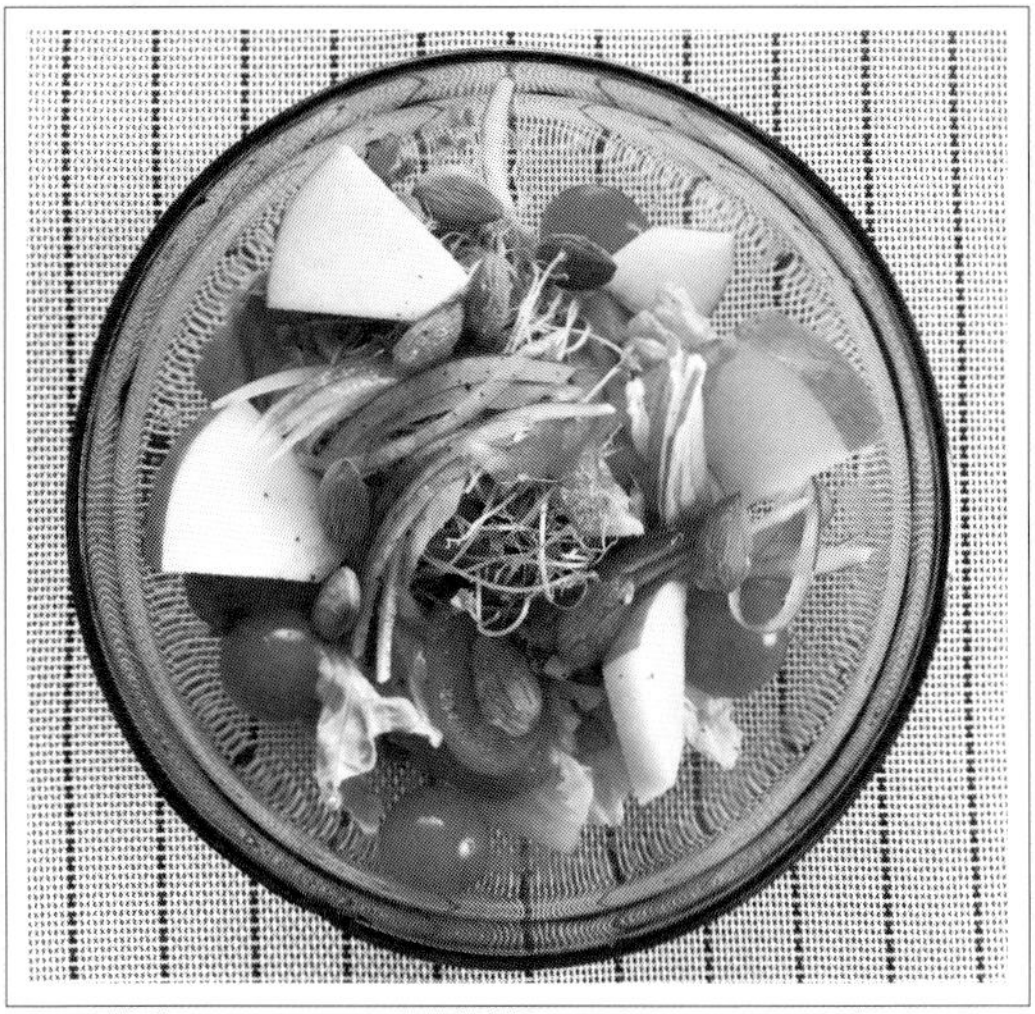

りんご ／ アーモンド ／ パプリカ ／ スプラウト
レッドオニオン ／トマト ／ サニーレタス

［ドレッシング］
亜麻仁油 ／ 米酢 ／ 希少糖 ／ 塩胡椒

★「朝の美肌サラダ」の詳細は150～151ページ参照

著者インスタグラムより
junko ikegami
https://www.instagram.com/junko.ikegami/

［第7章］

美容朝食のかんたんレシピ

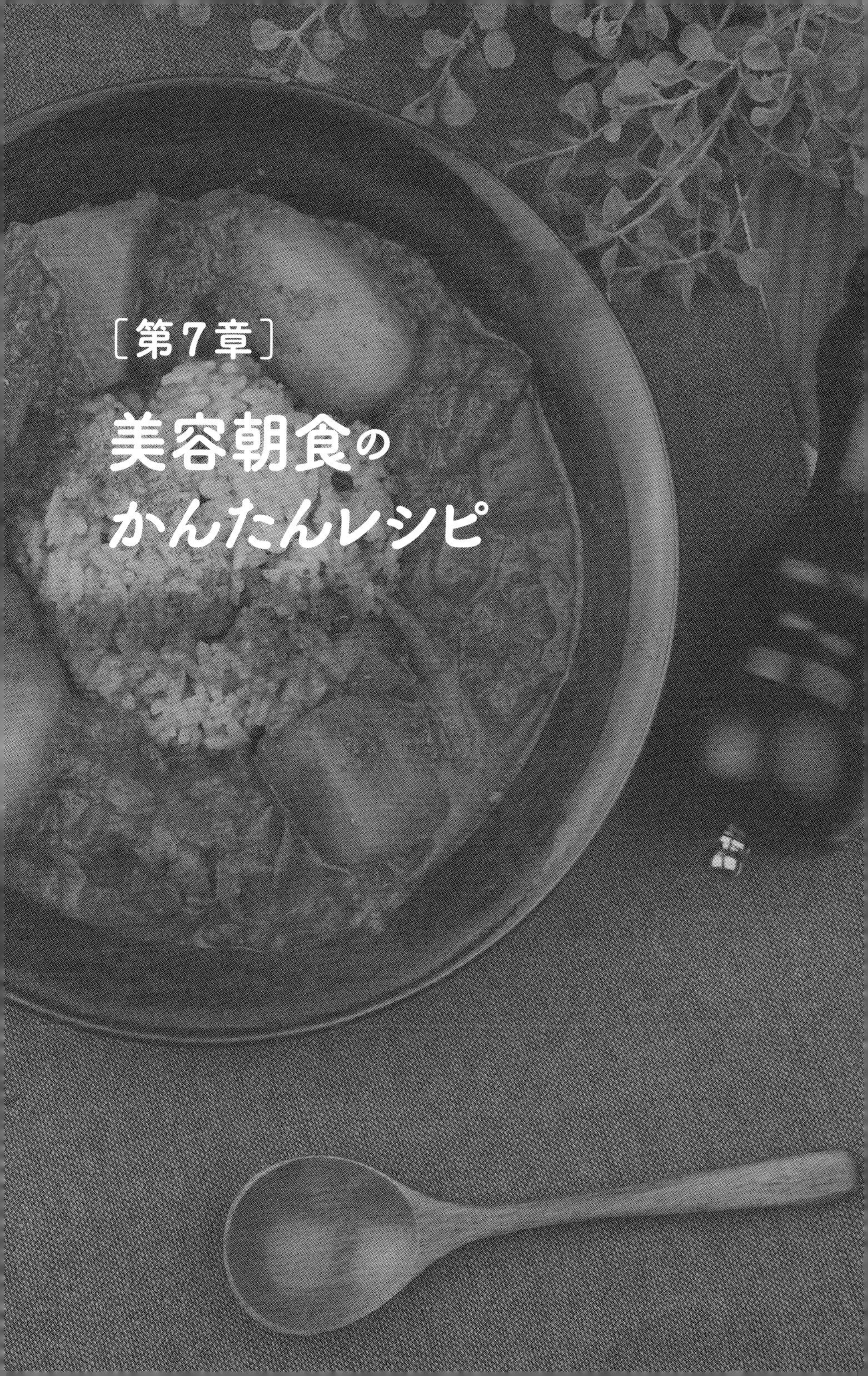

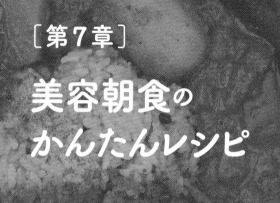

― 和食編 ―

Japanese Food

和食の朝食は理想的ですが、焼き魚や味噌汁などを作るのは手間がかかります。
そこで、かんたんに用意して理想の和食が摂れる方法をご紹介します。

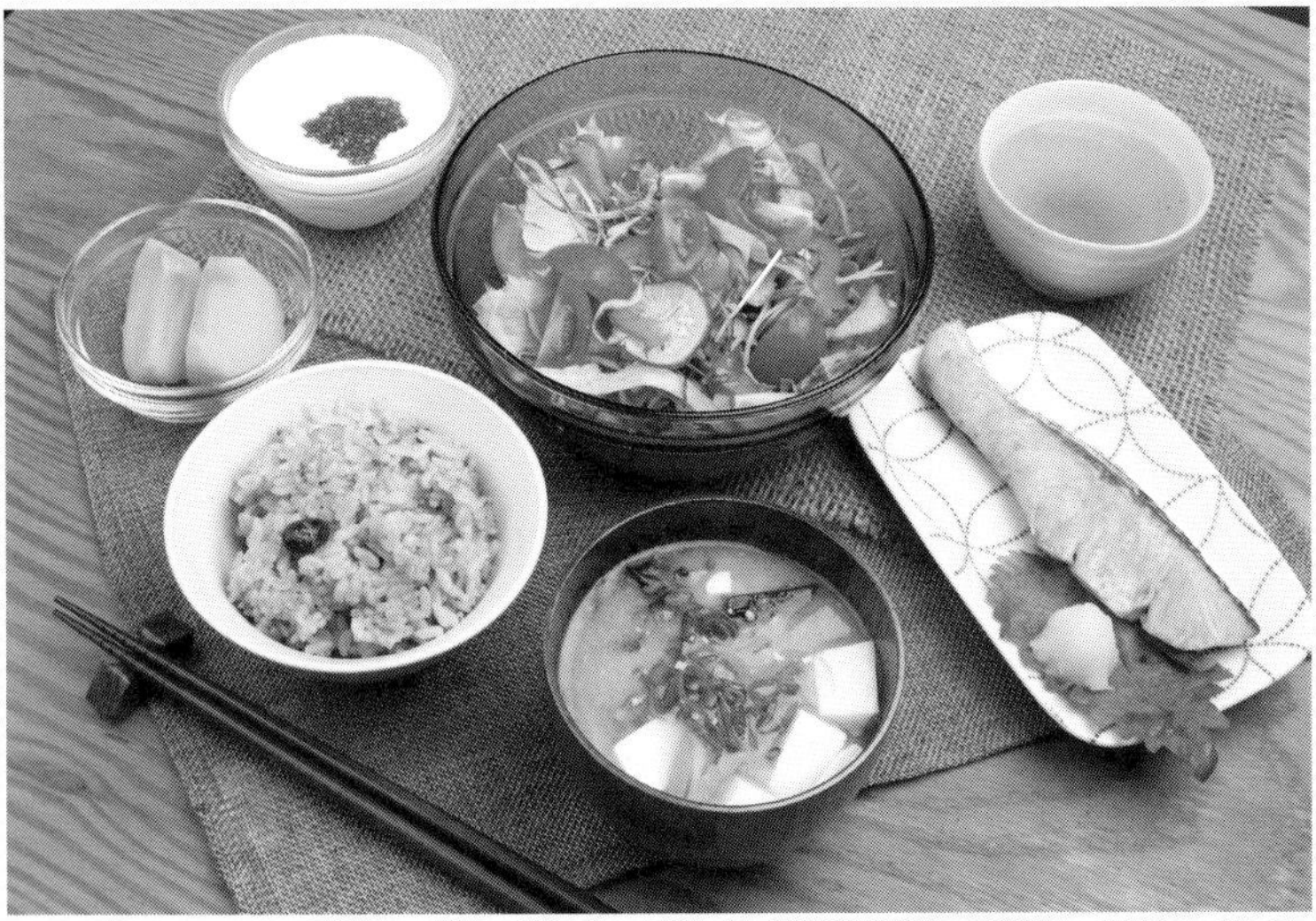

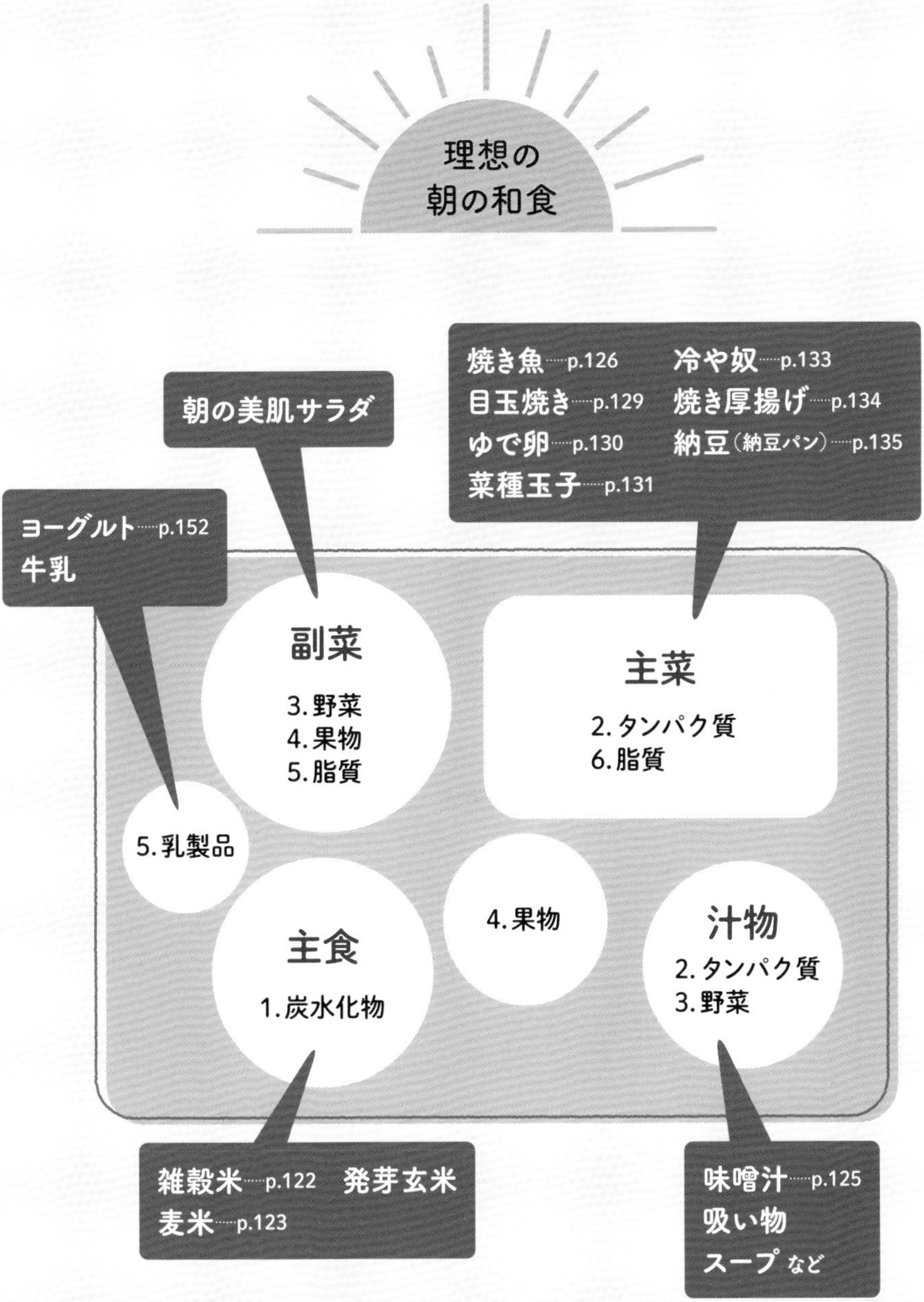

POINT

品数は多ければ良いというものではありません。和食は脂質が少ないのでカロリーが低いと思われがちですが、砂糖・みりん・しょうゆ・味噌などの調味料をたくさん使うので、糖質・塩分が過多になりやすくなります。

―和食編―

Japanese Food

主食

主食はエネルギーとなるものです。白米は血糖値の急激な上昇を招き、肥満のリスクを上げます。白米に食物繊維の豊富な雑穀や麦などを混ぜると血糖値の急上昇を防ぐことができます。

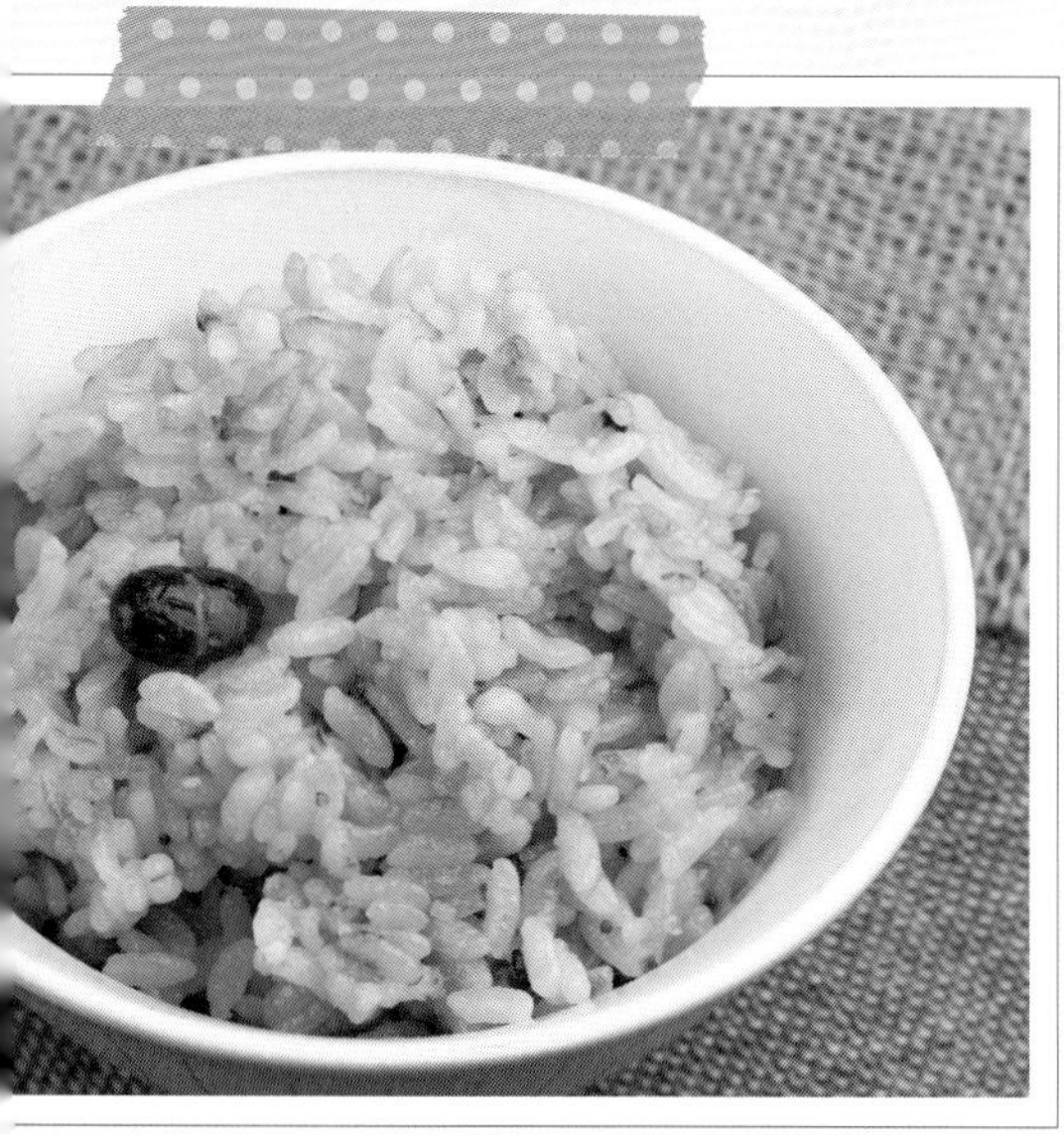

雑穀米

雑穀には、ビタミン・ミネラル・食物繊維が豊富に含まれています。黒米《くろまい》など色の濃い雑穀には、抗酸化作用のあるポリフェノールも含まれています。

【作り方】

・米1合に対してお好みの雑穀を大さじ1を目安に入れて、通常通り炊飯します。

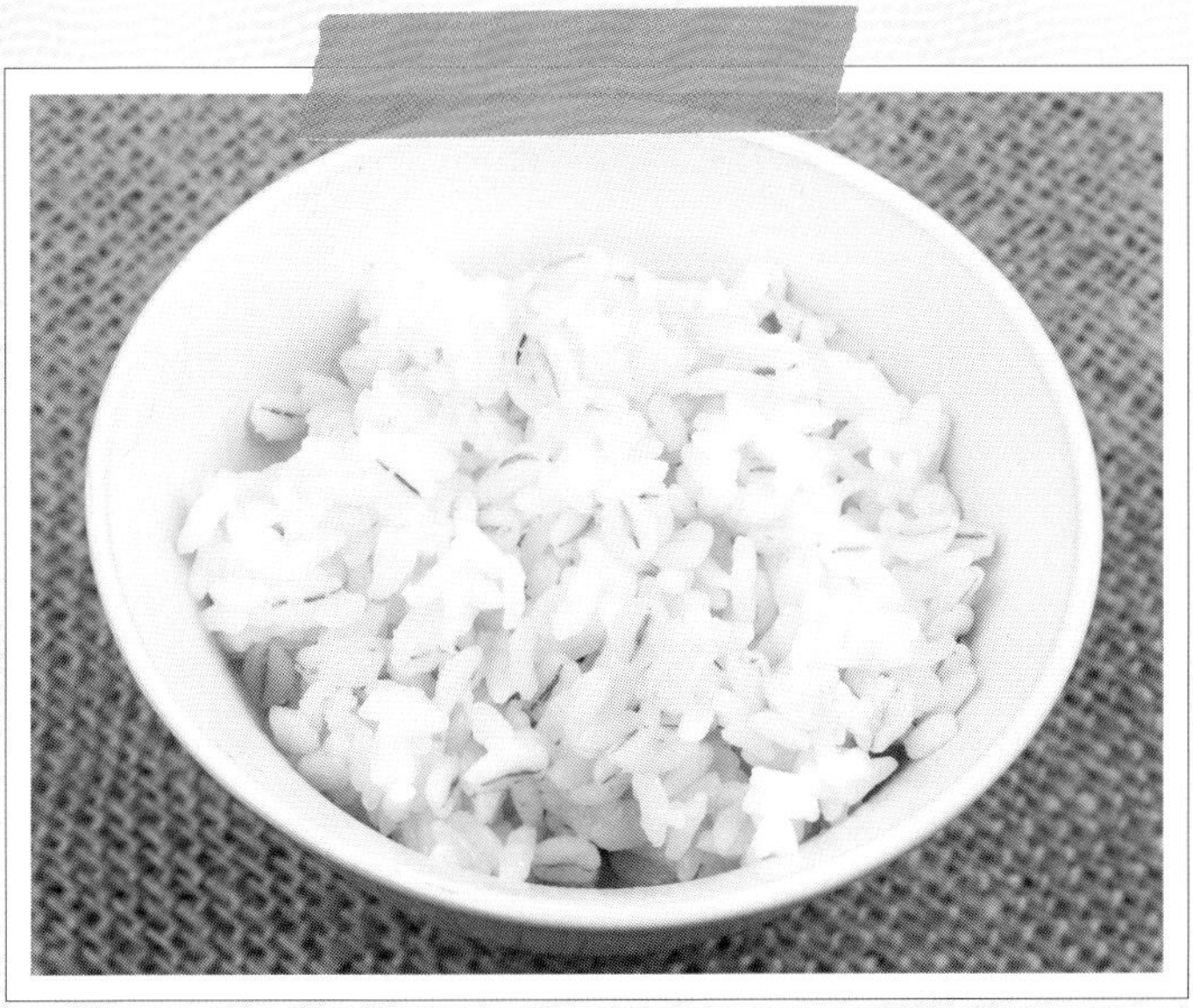

麦米

ほとんどの穀物には不溶性食物繊維が豊富に含まれているのですが、押し麦やもち麦は水溶性食物繊維が豊富です。

血糖値の上昇を抑制し、コレステロールを抑制するなどの健康効果があります。

また腸内細菌の栄養になるので腸内環境が良くなり、美肌にも効果があります。


【作り方】

- 押し麦やもち麦：米＝1：2の割合で通常通り炊飯します（押し麦1合：米2合の場合、3合分の水で炊飯します）。

―和食編―

Japanese Food

汁物

汁物には適度な水分があり、どんな食材でも入れやすいので、他のメニューで不足しがちな食材を使うと全体的なバランスを整えることができます。だし汁は時間があるときに鰹《かつお》ぶしとだし昆布から取っておきます。

多めに作っておいて、冷ましたものを冷蔵・冷凍保存して常備しておくと便利です。また水出しもできます。

顆粒《かりゅう》だしを使うよりも風味がよく、具や味噌の素材の味を楽しむことができます。減塩にもなります。

カンタン美容和だし

和だしは難しく考えず、市販のだしパックなどを使用して手軽にとりましょう。好きなだしをグラグラと煮だして、冷めたらペットボトルや冷茶容器などに移します。冷蔵庫で保管し、4～5日で使い切りましょう。

和だしを常備しておくと、スープや味噌汁、煮ものやお浸《ひた》し、だし巻きなどの料理が簡単にできるようになります。

◎だしのおススメ…鰹、昆布、椎茸《しいたけ》、いりこなど

味噌汁

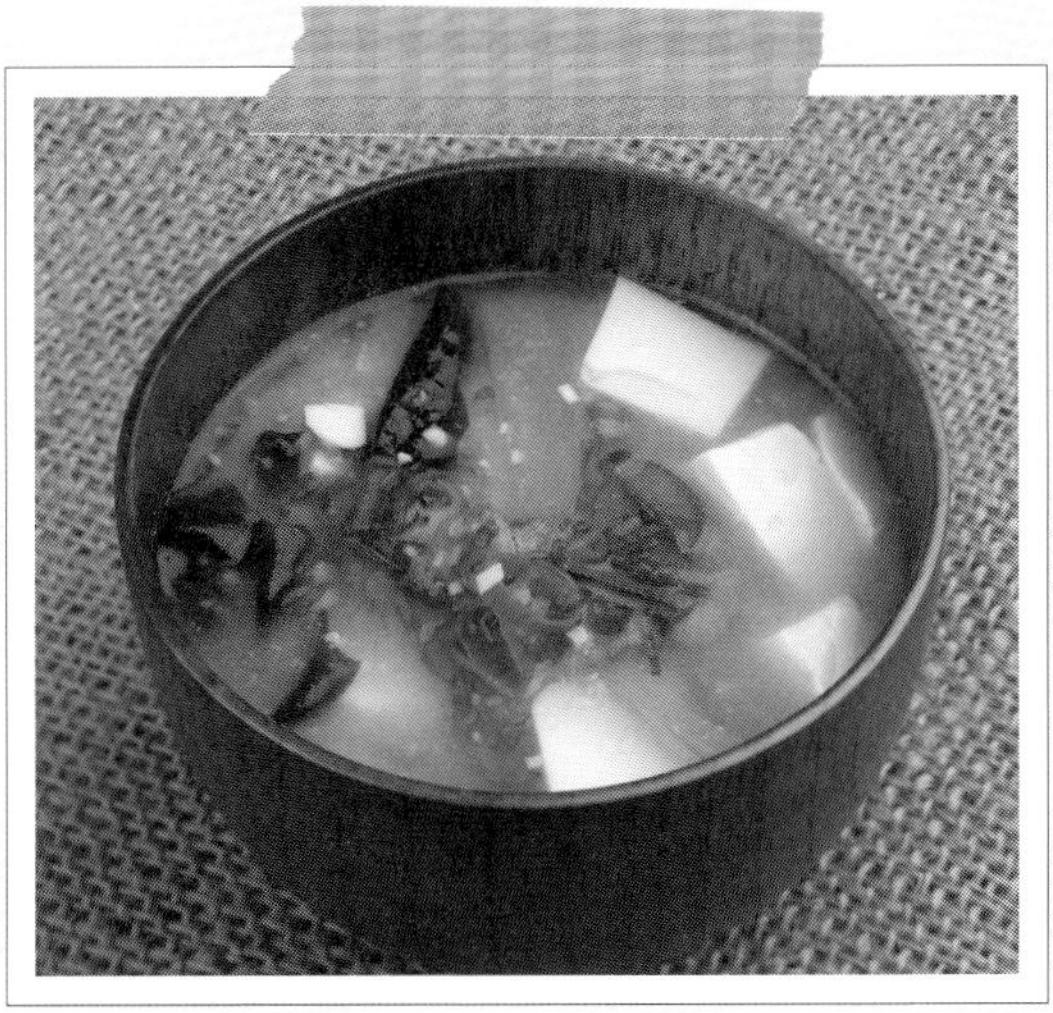

【基本の材料（2～3人分）】
- 好みのだし……500ml
- 好みの味噌……大さじ2
- 好みの具材……適量

【だし】鰹昆布だし、いりこだしなどが主流です。

【味噌】味噌は米味噌・豆味噌・麦味噌など、製法や産地によって香りや味が異なるものがたくさんあります。味噌汁に使う味噌は、製法の違う味噌を2種類くらい混ぜ合わせて使うとより風味や味わいに深みが出ます。

【具材】具材を考えるときは「食感」「色合い」「風味」の異なるものを数種類組み合わせることが大切です。いちばんわかりやすいのは「豆腐」＋「季節の野菜」＋「わかめ」です。ネギなどの薬味も活用しましょう。

【作り方】味噌汁を作るときの注意点は、味噌を溶き入れたあとに煮立たせないことです。味噌は香りが飛びやすいので、味噌を溶き入れる前に具材にしっかり火が通るまで煮てから味噌を溶き入れましょう。

―和食編―

Japanese Food

おかず

魚料理、卵料理、大豆全般（納豆、豆腐など）

魚料理

【焼き魚の作り方】

一番簡単に作れる魚料理は焼き魚です。塩シャケ、塩サバ、干し魚を事前に買っておいて冷凍しておくと便利です。前日夜に冷蔵庫へ移しておき、朝食前に焼きます。

焼き魚は通常グリルを使って調理しますが、掃除が大変なのでフライパンを使うのがおススメです。

フライパンにフライパン用ホイルを敷き、焼くだけです。早くふんわり焼くために、片面を少し焦げ目がつくまで焼いて裏返し、料理酒をふりかけ、ふたをして蒸し焼きにします。

上品な風味で美味しくふわっと仕上がります。

【缶詰の利用】

サバ缶・サンマ缶・シャケ缶など缶詰を利用するのも良いでしょう。

ツナ缶を利用する場合は水煮缶がおス

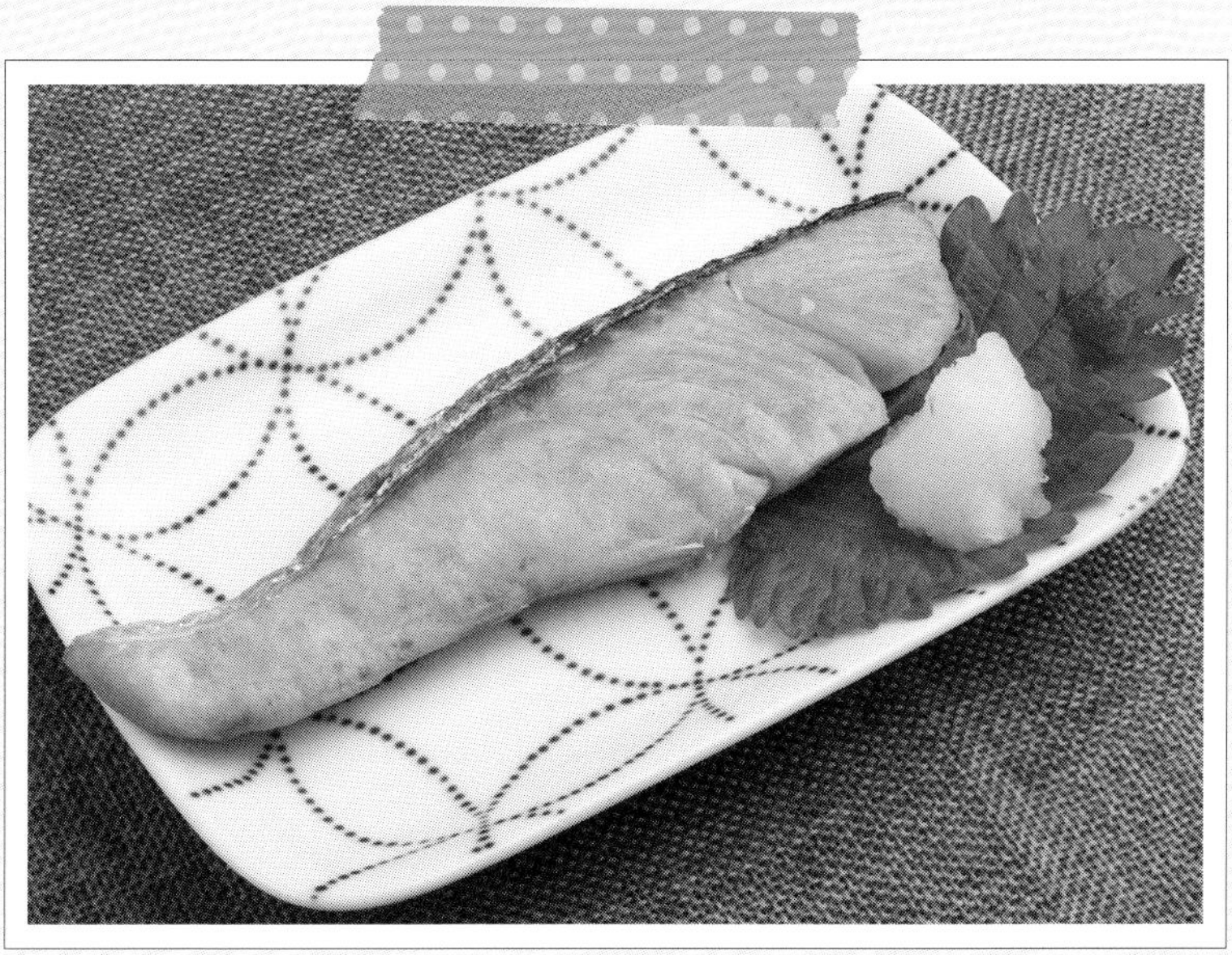

スメです。魚の缶詰は忙しい朝食に活用しやすく、EPAやDHAも豊富です。
EPA・DHAは魚に含まれている油で、中性脂肪を減らしたり血液をサラサラにしたりするなどさまざまな健康効果が期待できます。

卵料理

朝食のタンパク質のおかずとして一番簡単で手軽な食材は卵です。生のまま卵かけご飯をするのも良いでしょう。ただ、生の卵白には「アビジン」という物質が含まれていて、ビオチンというビタミンの吸収を阻害します。

ビオチンは三大栄養素の代謝や細胞の成長などに関わる大切な栄養素です。ビオチンが欠乏すると、口やまぶたの炎症、ニキビ、貧血、うつ、抜け毛、不眠症、筋肉痛、吐き気、食欲不振などの症状を引き起こすといわれています。

生卵を10個ほど飲むと、顔が青ざめ吐き気を伴うことがあるそうですが、これは腸内でビオチンの吸収が阻害されるからです。1〜2個生卵を食べてすぐに問題が起こることはほとんどありませんが、毎日の習慣にはしないほうが良いでしょう。

卵白に熱を加えるとタンパク質の立体構造が変わり、白く不透明になります。このような状態になればアビジンとビオチンは結合できなくなります。

少し加熱するだけでもかまいませんので、火を通しましょう。温泉卵や半熟卵でOKです。

卵料理

目玉焼き

簡単に作ることができる目玉焼きですが、作り方によって食感がかなり変わります。ここでは、黄身が白くならず、きれいな目玉焼きを作るコツをご紹介します。

【作り方】

フライパンに薄く油をひき、中火で熱したところに卵をそっと入れます。黄身が壊れやすい場合は、ボウルに一度割り入れてからフライパンにゆっくり滑らせるようにすると失敗しにくくなります。卵を入れたら弱火にし、水なしふたなしで約5分加熱します。

【焼き時間の目安】

- 半熟　弱火で5分
- 黄身の中央だけが半熟　弱火で8分
- 固焼き　弱火で12分

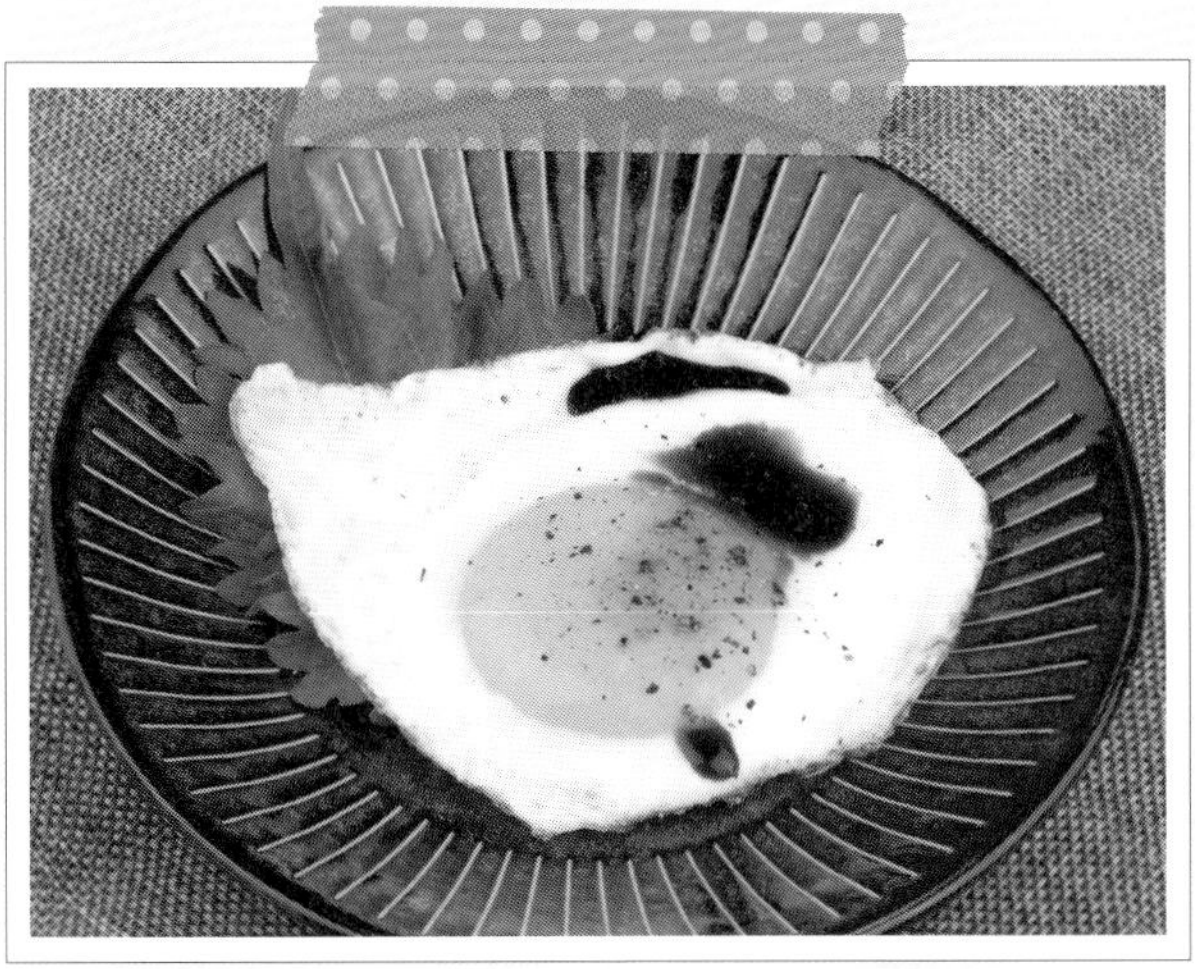

卵料理

ゆで卵

【作り方】

冷蔵庫から出したての卵を使用したゆで卵の作り方です。あらかじめ作り置きしておくと、朝食に便利です。ゆで時間によって食感が変わります。

❶ 鍋にお湯を沸かし、卵を入れます。

❷ ひびが入らないように、お玉や穴杓子を使用してゆっくりお湯の中に入れます。

❸ お好みの時間でゆでたら、お玉か穴杓子でそっと冷水のボウルへ移動させ、流水をかけて冷たい水の状態を保ちます。

【ゆで時間の目安】

- 6分（超半熟）……黄身はとろとろで、白身は軟らかい状態
- 8分（半熟）……黄身が固まった部分とトロっとした部分が半々の状態
- 10分（固ゆで）……黄身が固まった状態
- 12分（超固ゆで）……黄身が全体的に白っぽく、火が通っている状態

【消費期限】

ゆで卵は熱を通しているので日持ちしそうなイメージがありますが、実は生卵よりも日持ちしません。

ゆで時間により消費期限は異なりますが、家庭で硬くゆでた場合、ヒビのない状態で、冷蔵庫で3～4日が消費期限です。殻をむいたゆで卵はその日のうちに食べるようにします。

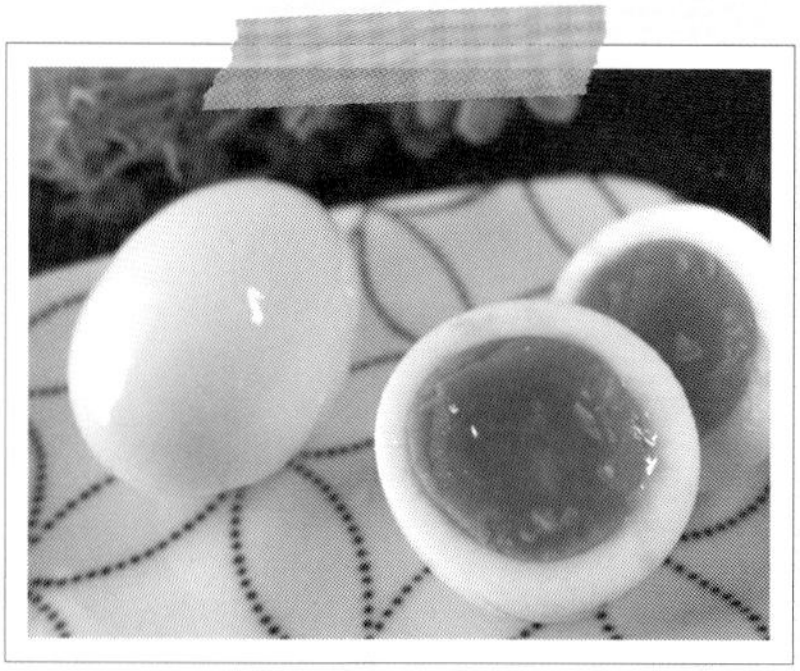

生卵には殺菌作用があるリゾチームという酵素成分が含まれています。リゾチームは加熱すると機能しなくなるので、ゆで卵は消費期限が短くなります。

卵料理

菜種玉子

昔懐かしい菜種玉子は和食の卵料理の定番です。あっという間に作れて、温かいご飯にのせて食べると絶品です。

【材料】
- 卵……2個
- 砂糖……小さじ1／2
- 醤油……小さじ1／4
- 塩……少々
- 油……適量

【作り方】

❶卵と調味料を合わせて混ぜる。

❷フライパンに油をひいて❶を流し入れる。中火で、焦《こ》げつかないように菜箸《さいばし》でかき混ぜ続ける。半熟ぐらいで火を止め、余熱を利用してかき混ぜホロホロにする。

※ネギ、ごま、さくらエビなどのトッピングを混ぜて作っても美味しいです。

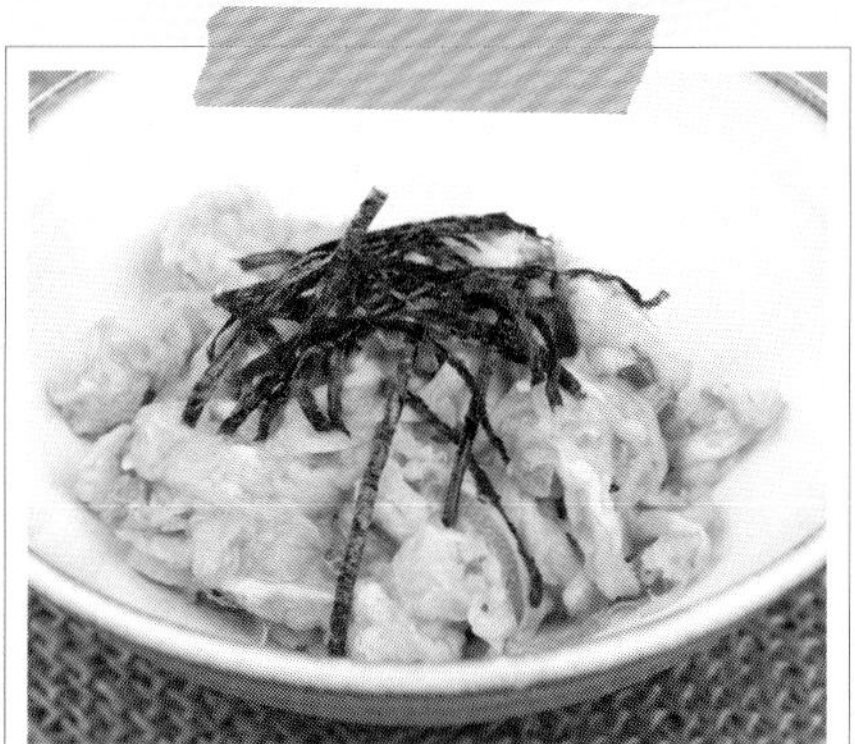

ダウンタウンDX　33年間座布団を運び続ける元気の秘訣！生卵ドリンク　より

山田隆夫さんの朝食メニュー

【340㎉】

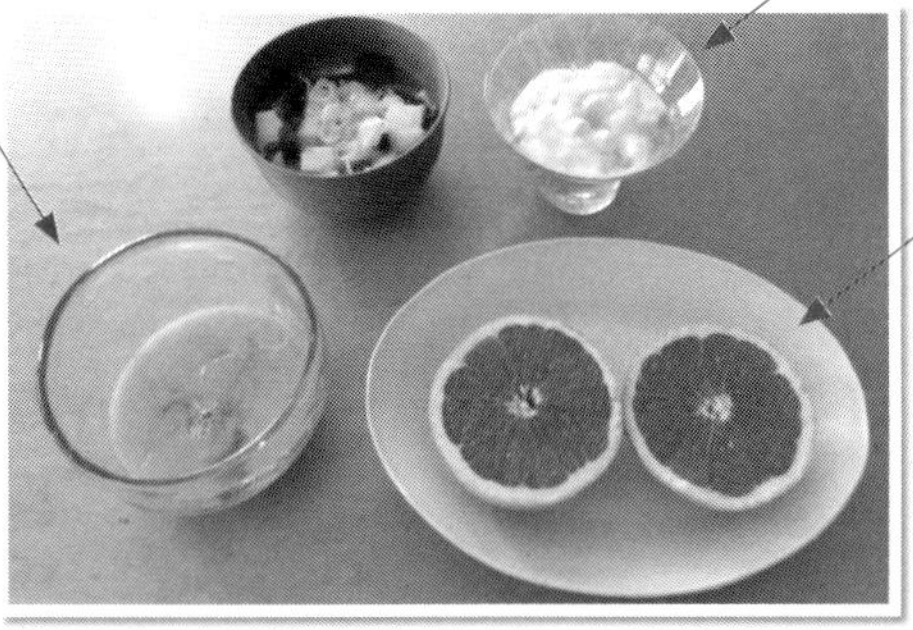
地元の養鶏場から
仕入れた生卵2個
ブルガリアヨーグルト
（ハチミツかける）
グレープ
フルーツ

栄養バランスは良いのですが、エネルギー量が足りていません。もう少し糖質や脂質を追加すると健康維持に良いと思います。

「生卵を食べるのはロッキーか日本人だけ」という極端な意見もあるほどですが、日本の卵の生産基準は素晴らしく、生卵を食べても食中毒が起こるリスクは低いといわれています。

しかしながら、生卵を毎朝2個飲むのはおススメできません。生卵の卵白に含まれているアビジンという成分が、代謝に必要なビオチンというビタミンの吸収を阻害します。ビオチンが欠乏すると、貧血や不眠症、吐き気などの症状がでるといわれています。

特に男性にとって気になるのが「抜け毛」に関わっていることです。ときどきであれば問題ないですが、毎日習慣的に摂るのは避けたほうが良いでしょう。

豆腐・納豆のアレンジ

朝食で簡単に食べられる大豆食品といえば納豆です。また、豆腐は冷や奴だけでなくサラダや汁物に入れることもできて、とても便利な食材です。

納豆や冷や奴は薬味を利用することでさまざまなアレンジが可能になります。

【薬味・トッピング】

ネギ、シソ、オクラ、モロヘイヤ、アボカド、スプラウト、カイワレ、豆苗《とうみょう》、ミョウガ、生姜、ゴマ、のり、アカモク、もずく、めかぶ、鰹ぶし、梅、桜エビ、しらす、卵など

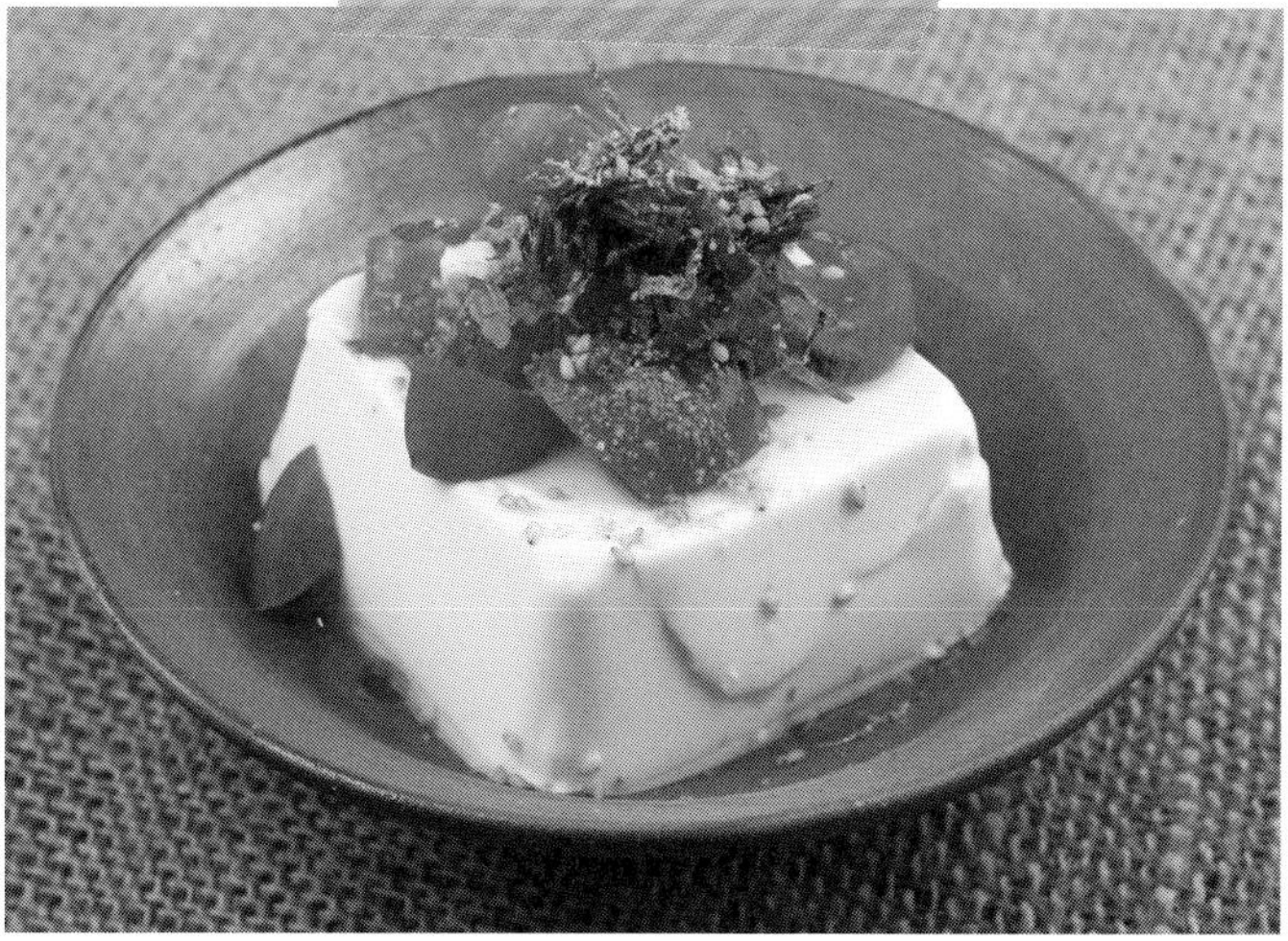

大豆全般

焼き厚揚げ

厚揚げは、全体に油があるので、油なしのまま、フライパンでソテーすることができます。グリルで焼いても美味しくできます。

両面をカリっと焼けば、手軽で簡単で立派な大豆料理ができます。ご飯との相性も良いです。

トッピングはお好みでいろいろ乗せて、醤油やポン酢をかけて食べましょう。

【トッピングのおススメ】

おろし生姜、刻みネギ、大葉、鰹ぶし、ゴマ、ミョウガなど。

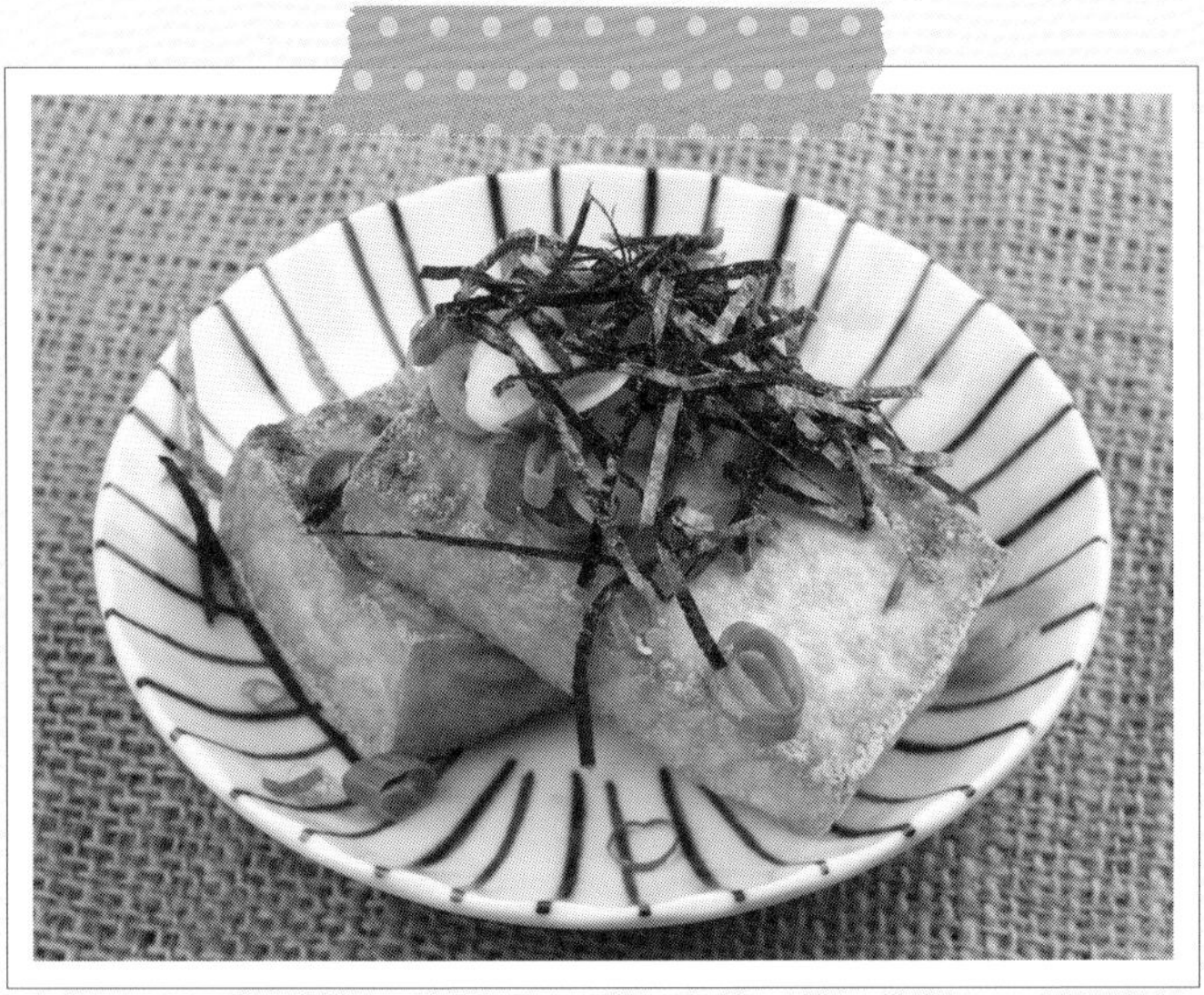

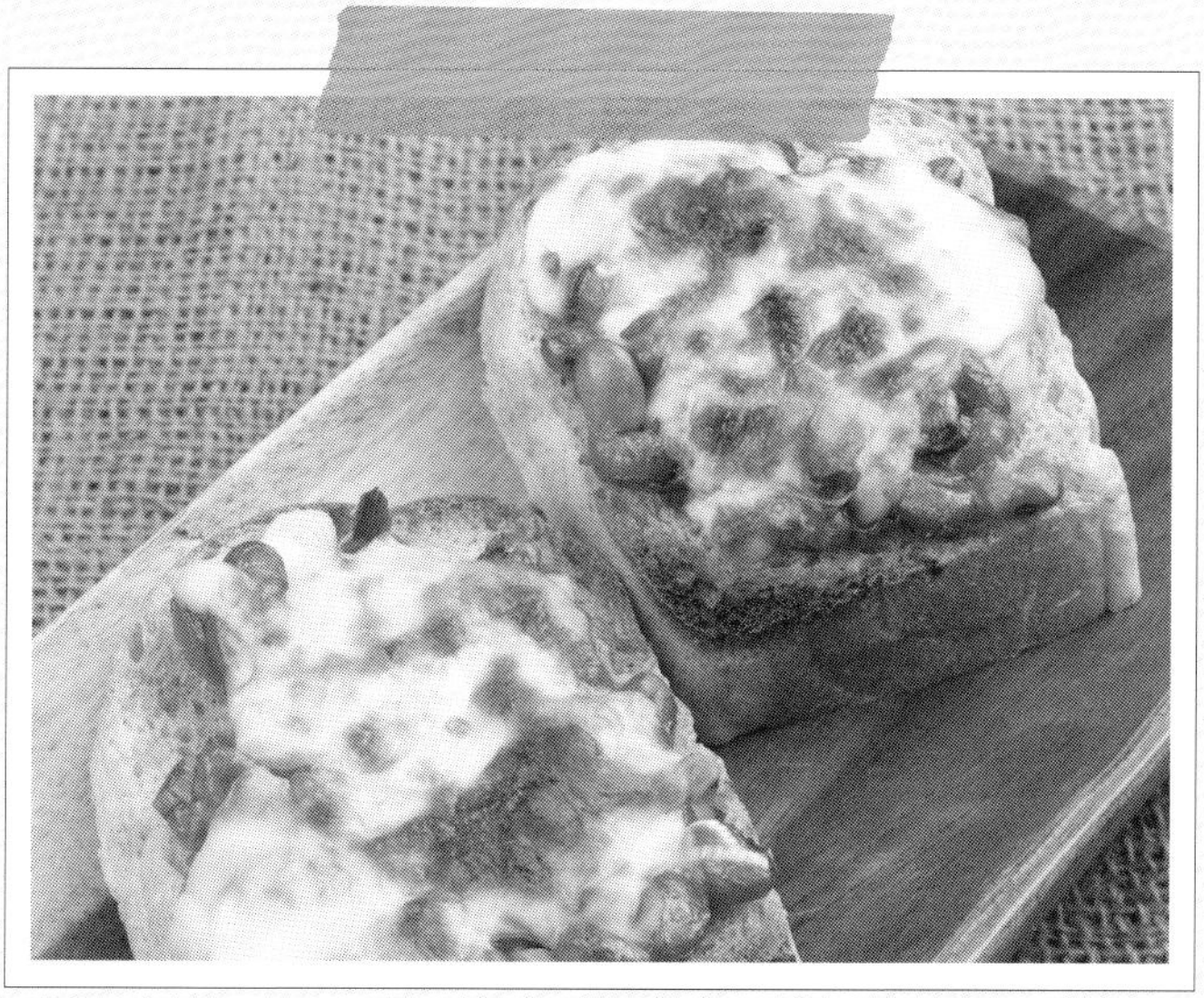

大豆全般

納豆パン

納豆はご飯と相性が良いのですが、パンとの相性も◎。発酵食品同士の組み合わせは美味しさが倍増します。

納豆パンは、パン、納豆、チーズとすべて発酵食品で腸内環境を整える朝食になります。

【材料】

・パン　・納豆（タレ、カラシ付き）

・ネギ　・とろけるチーズ

【作り方】

❶ 納豆にタレ、カラシ、小口切りにしたネギを混ぜる。

❷ パンの上に❶をのせて、とろけるチーズをのせてトースターで焼く。

― 洋食編 ―

Western Food

パンを中心とした洋食は、
手軽で食べやすいのでおススメです。
パン単体だけにならないように
工夫する方法を見ていきましょう。

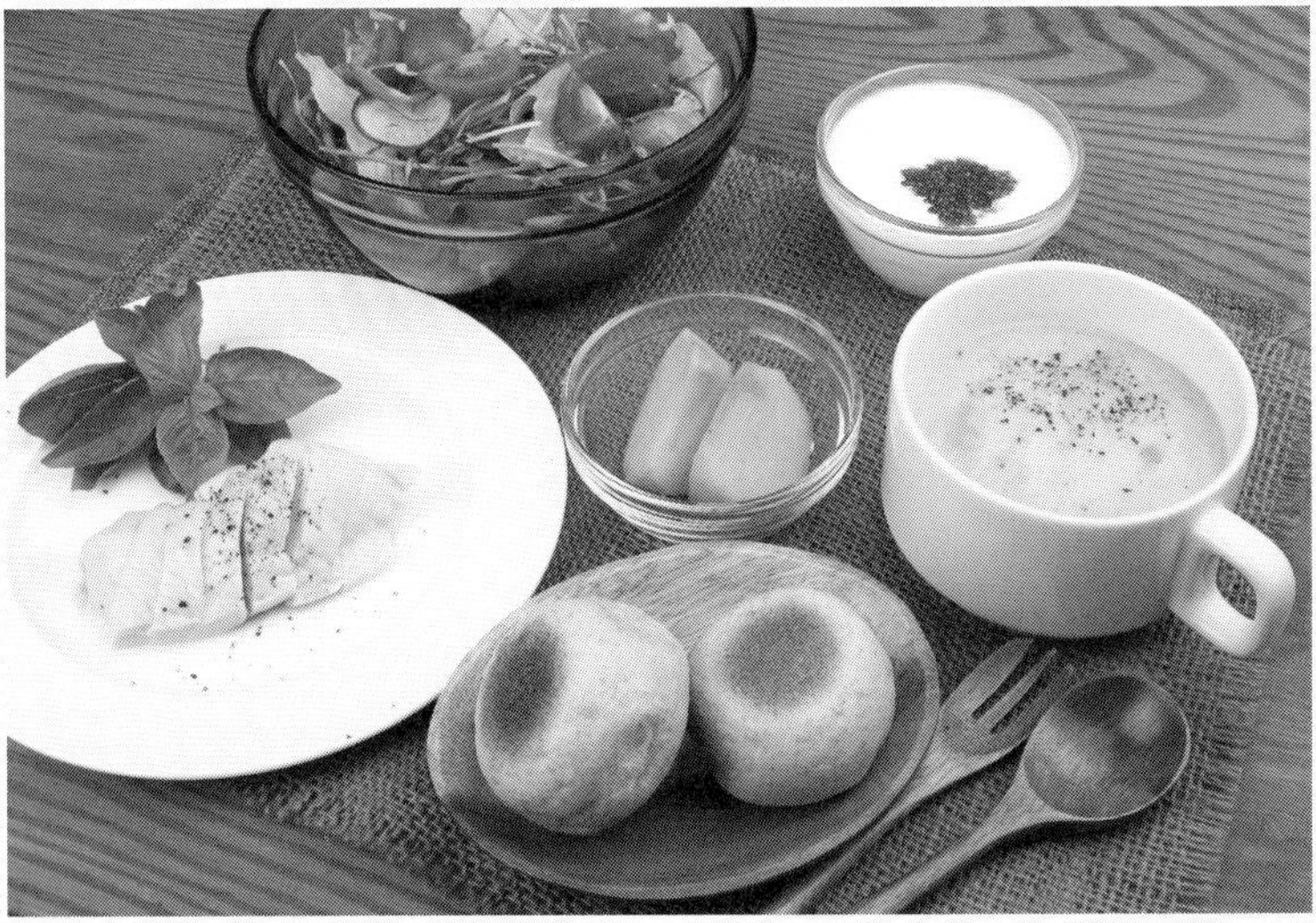

理想の朝の洋食

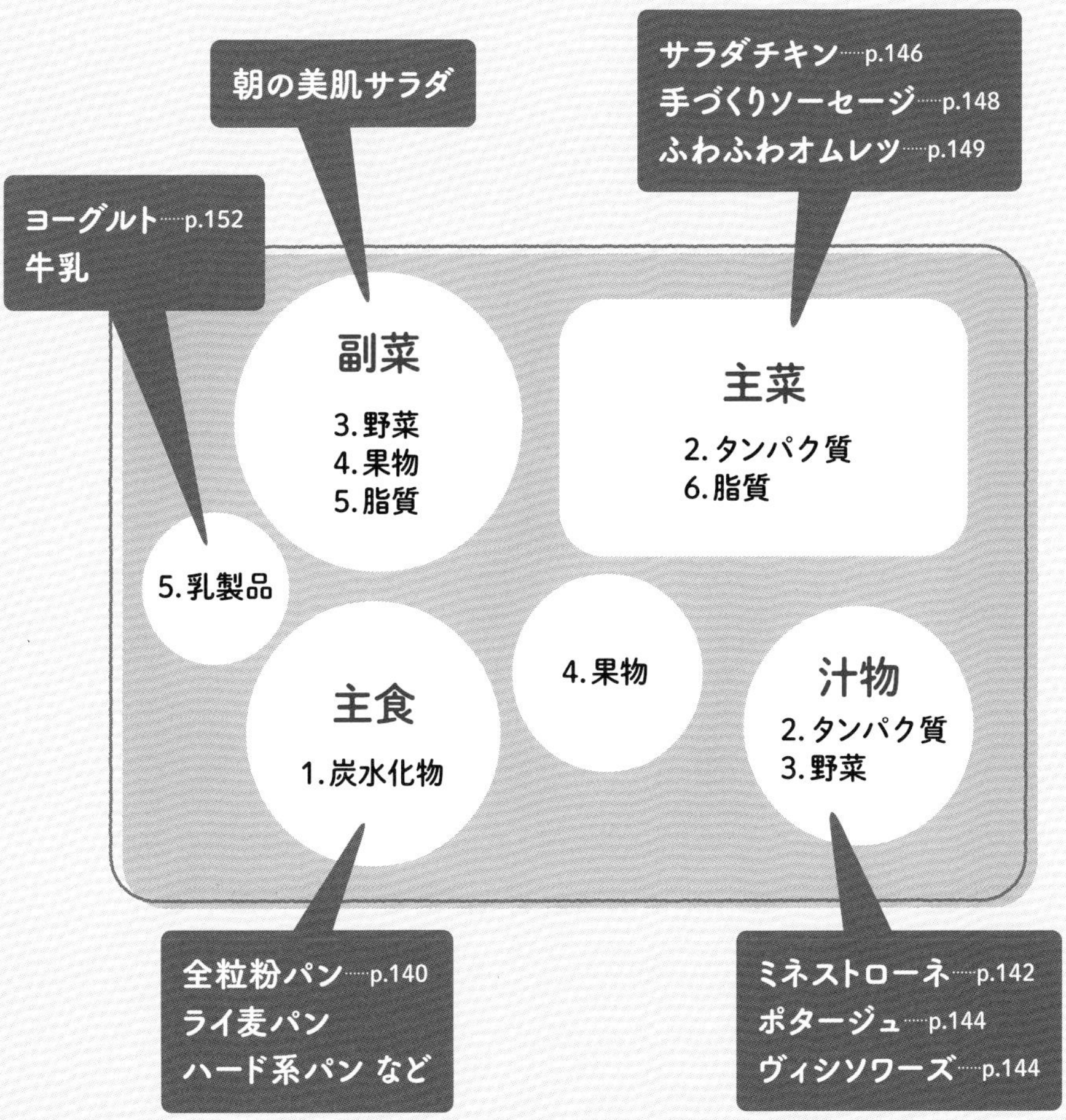

朝の美肌サラダ
サラダチキン……p.146
手づくりソーセージ……p.148
ふわふわオムレツ……p.149
ヨーグルト……p.152
牛乳
副菜
3.野菜
4.果物
5.脂質
主菜
2.タンパク質
6.脂質
5.乳製品
主食
1.炭水化物
4.果物
汁物
2.タンパク質
3.野菜
全粒粉パン……p.140
ライ麦パン
ハード系パン など
ミネストローネ……p.142
ポタージュ……p.144
ヴィシソワーズ……p.144

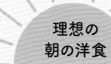

ダウンタウンDX　大好きなパンで軽めの朝食　より

松嶋尚美さんの朝食メニュー

【766 kcal】

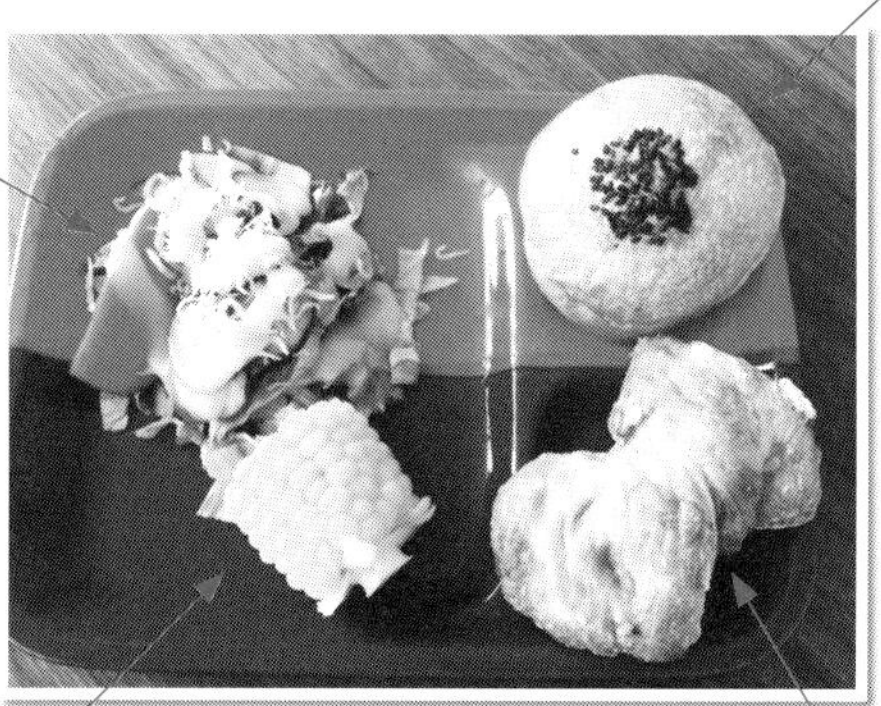
あんパン
サラダ
ゆでとうもろこし
クルミパン

パンの食べ過ぎでエネルギー過多です。

とうもろこしはデンプンなので、菓子パン2個と一緒に食べるとエネルギー過多です。油も多めです。

逆に、ミネラル・ビタミンは不足しており、肥満を引き起こしやすい食事です。極端に言うと「カロリーだけが高くて、中身はからっぽ」の状態です。

パンを減らして乳製品の牛乳・ヨーグルト・チーズなどを増やし、タンパク質の卵や豆乳などを増やすと良いでしょう。

野菜たっぷりのスープや果物なども取り入れるようにしましょう。

―洋食編―

Western Food

主食

つい手軽な菓子パンや調理パンを食べてしまいがちですが、どちらも脂質と糖質が多すぎます。全粒粉パンやライ麦パンのように食物繊維の多いパンを選ぶことをおススメします。

また、ソフト系のパンよりも、バターや砂糖の使用量が少ないハード系パンの方が良いでしょう。硬いパンはしっかり噛むことができるので、朝食に最適です。

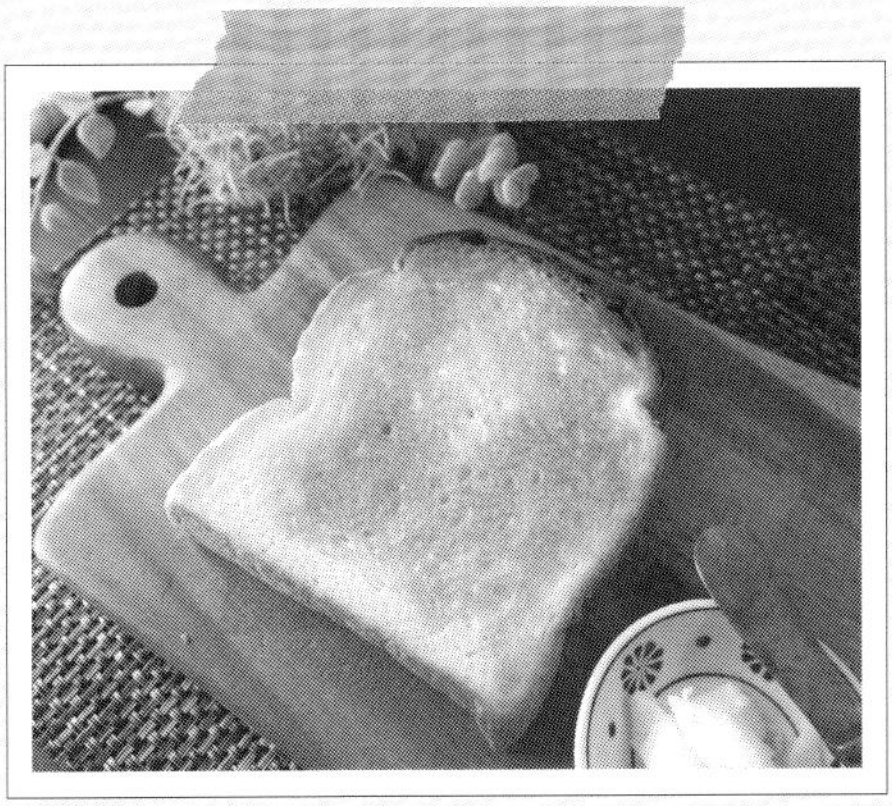

食パン

【食べ方】

食パンを食べるときにバターやジャムなどをトッピングする人が多いと思いますが、動物性脂質と糖質が多くなるので、止めるようにしましょう。オリーブオイルやココナッツオイルなど、健康効果の高い脂質を利用するようにしましょう。

フライパンで作る全粒粉パン

カンタンにフライパンで作ることができます。朝からパンを焼くのは大変なので、休日にまとめて作って冷凍しておくと良いでしょう。

【材料】

・強力粉……250g
・全粒粉強力粉……50g
・水……170cc
・ドライイースト……小さじ1
・黒糖……大さじ1
・塩……小さじ1／2
・オリーブオイル……大さじ2

【作り方】

❶ ボウルにすべての材料を入れ、木ヘラで混ぜて粉っぽさがなくなったら手で捏《こ》ねる。

❷ 生地にハリがでたら一つにまとめて1次発酵（40℃、40分）。

❸ ガス抜き★をして12等分し、丸めてフライパンに置いて2次発酵（ふたをして**常温のまま**40分）。

❹ ふたをしたまま強火で10秒焼き、その後弱火にして10分焼く。ひっくり返してさらに10分焼く。

［ひっくり返し方］
まな板などにいったん移してフライパンを覆い、パンにフライパンをかぶせてまな板ごとひっくり返す。

★ガス抜き：発酵の工程では、イーストの働きによって炭酸ガスが発生します。ガス抜きをしないと、パンを焼いたときに綺麗にふくらまず、穴だらけになったり、アルコールのような香りがしたりします。ふわふわした食感のパンを焼くために、生地全体を手のひらで軽く、やさしくポンポンと（拍手する程度の力で）叩きましょう。

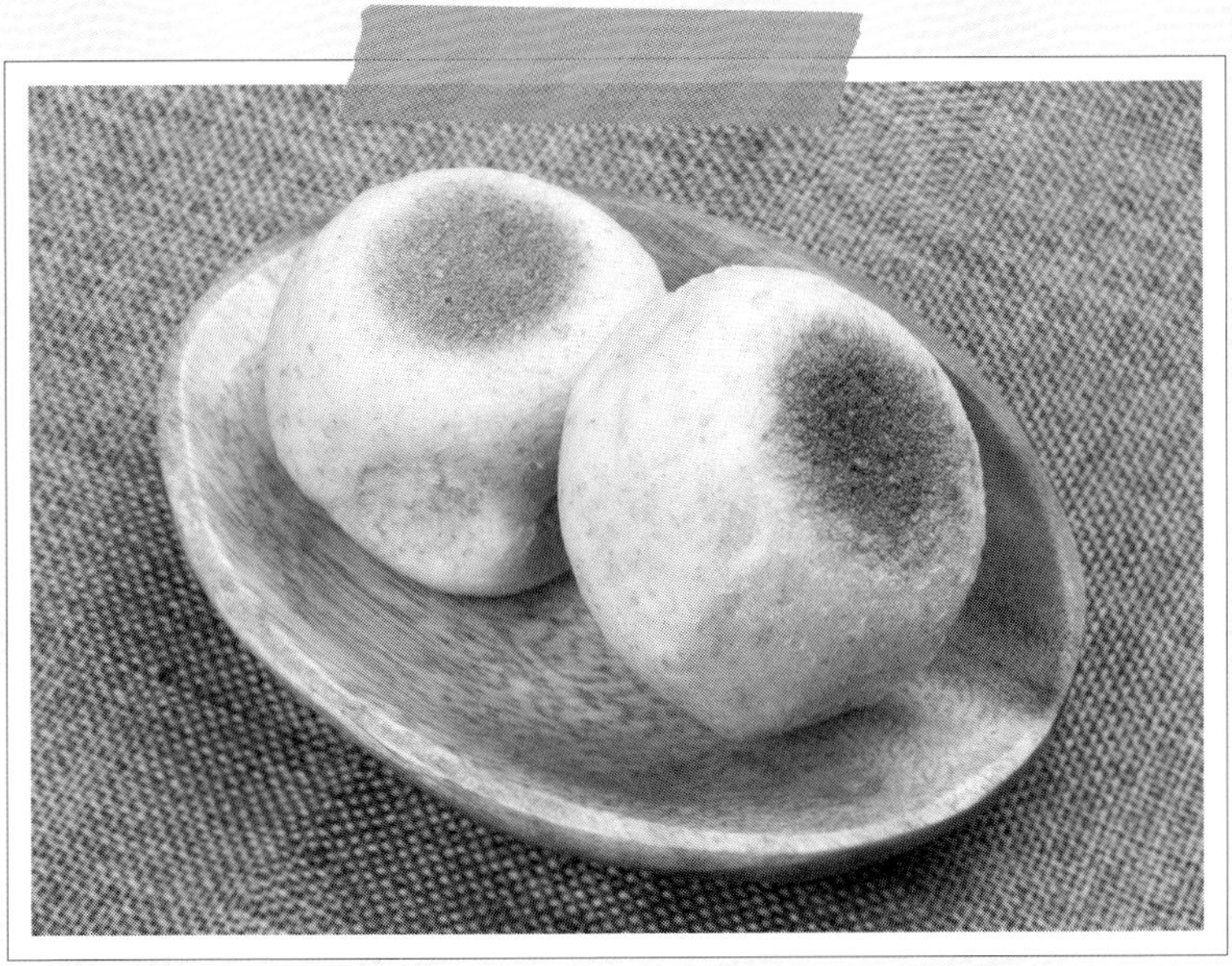

【アレンジ】
卵や野菜などをサンドして食べても美味しいです。パンが素朴で香ばしいので、ほかの食材を引き立ててくれます。

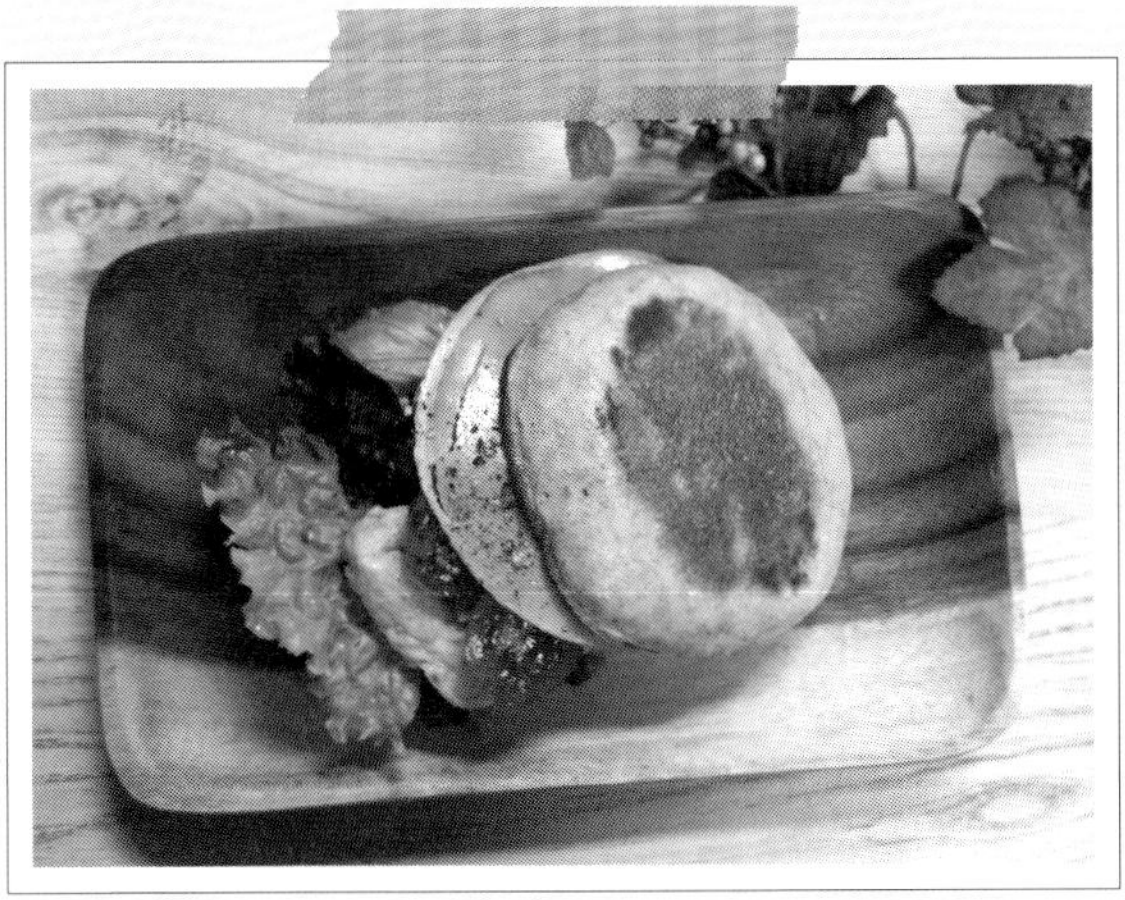

―洋食編―
Western Food

汁物（常備スープ）

常備スープとして事前に多めに作っておくと朝食に便利です。

ミネストローネ

トマトには赤い色素成分のリコピンが含まれています。

リコピンは抗酸化作用が高く、シミやシワの予防にも効果的です。美容のためにも積極的に摂ってほしい食品です。

リコピンは油と一緒に加熱調理すると吸収率が上がります。ミネストローネやトマトソースはリコピン摂取に最適です。

夏にはズッキーニ、パプリカ、ナスなど、冬には大根、長ネギなど旬の野菜を追加すると野菜をたくさん摂ることができます。

【材料（4人分）】

- 玉ねぎ……50g
- ジャガイモ……50g
- にんじん……30g
- ニンニク……1片
- 鶏モモ肉……50g
- 固形コンソメ……1個
- オリーブオイル……大さじ1／2
- カットトマト缶……200g
- 水……300～400cc

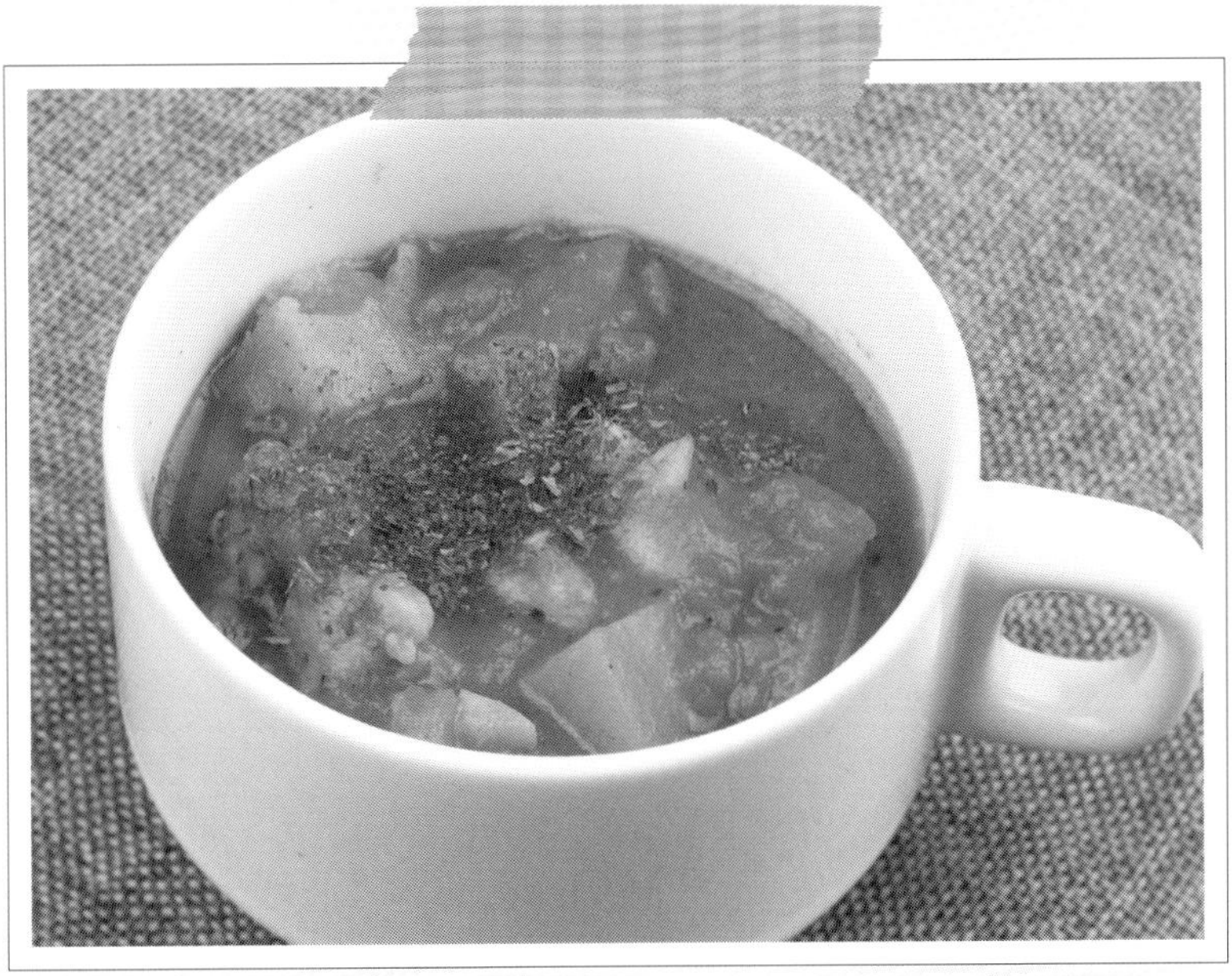

【作り方】

❶ 玉ねぎ、ジャガイモ、にんじん、鶏もも肉は5～8㎜角にカットする。ニンニクはみじん切りにする。

❷ 鍋にオリーブオイルとニンニクを熱し、香りが出てきたら、玉ねぎ、ジャガイモ、にんじん、鶏モモ肉を入れて炒める。

❸ カットトマト缶、水、固形コンソメを加えて、ふたをして15分煮る。

ポタージュ

ポタージュはフランス語でスープ全般を指す言葉ですが、日本ではスープ類のうち、とろみのついたものとして表現される場合が多くあります。

さまざまな材料を使うことが可能で、基本的に、お好みの野菜（玉ねぎ、小松菜、ほうれん草、にんじん、トマトなど）＋とろみになる野菜（じゃがいも、さつまいも、カボチャなど）を合わせて、牛乳や豆乳を加えることで作ることができ、多種多様なアレンジが可能です。

【作り方】

❶ 冷製豆乳ヴィシソワーズレシピの「作り方❹」まで調理しておけば、冷凍保存もできる為、多めに作って常備しておくと朝食に便利です。

❷ 牛乳や豆乳を入れて温めると温かいスープ、混ぜるだけで冷やせば、冷たいスープになります。

冷製豆乳のヴィシソワーズ

【材料（4人分）】

- じゃがいも2個……200g
- 玉ねぎ1／2個……100g
- 固形コンソメ……1〜2個
- 水……250〜300cc
- オリーブオイル……小さじ1
- 豆乳……300cc
- 粗びき胡椒《こしょう》……適宜

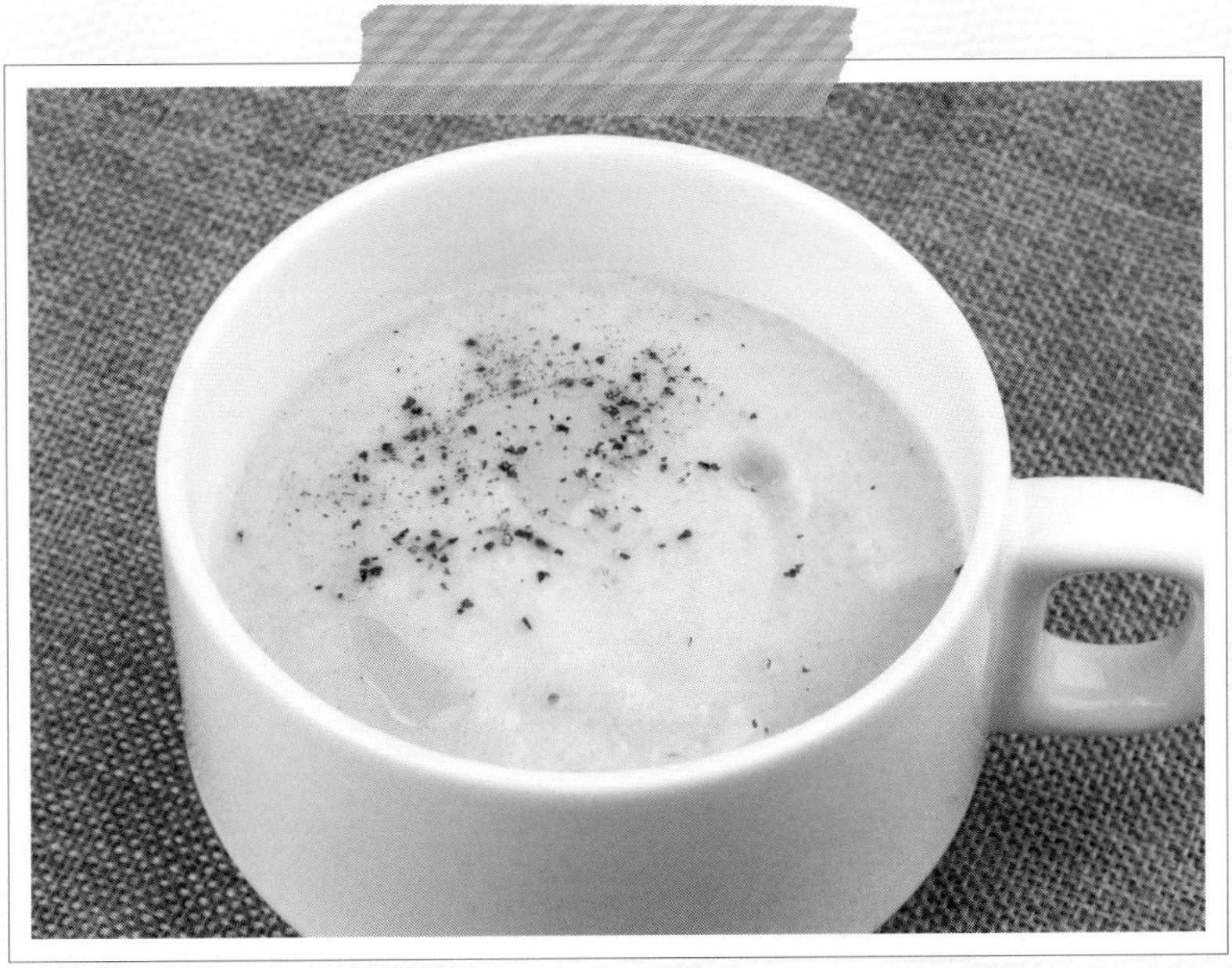

【作り方】

❶ じゃがいもは皮をむいて、7㎜幅にカット。玉ねぎはスライスする。
❷ 鍋にオリーブオイルを入れ、❶を炒める。
❸ 固形コンソメと水を加えて、ふたをして10～15分煮る。
❹ 粗熱をとったら、フードプロセッサーにかける（冷凍保存する時は保存袋に入れて冷凍する）。
❺ 豆乳を合わせて、冷蔵庫で冷やす。
❻ 仕上げにあらびき胡椒をふる。

—洋食編—

Western Food

おかず

タンパク質のおかず
（鶏肉、豚肉、卵など）

肉料理

サラダチキン

鶏ムネ肉を炊飯器を使って低温調理することで、しっとりジューシーなサラダチキンができます。作り置きしておくと便利です。

【材料】

・鶏ムネ肉……1枚（200～300g）
・砂糖……小さじ1
・塩……小さじ1／2
・水……大さじ2

【作り方】

❶ フォークで表裏をたくさん突き刺し、分厚いところは開いて厚みを均一にしておく。

❷ 鶏ムネ肉を密閉タイプの保存袋に入れ、砂糖・塩・水を入れて揉《も》みこむ。60℃で低温真空調理する。

❸ 密閉タイプの保存袋に鶏肉をいれ、空気を抜いて60℃の湯を入れた電気炊飯器で低温加熱（保温＝60℃）をする。15～30分で裏返しにし、さらに15～30分加熱する。

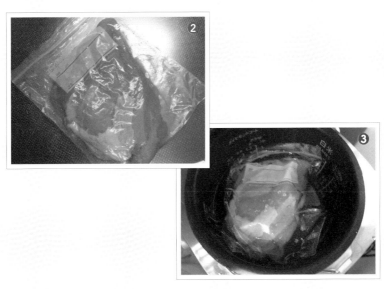

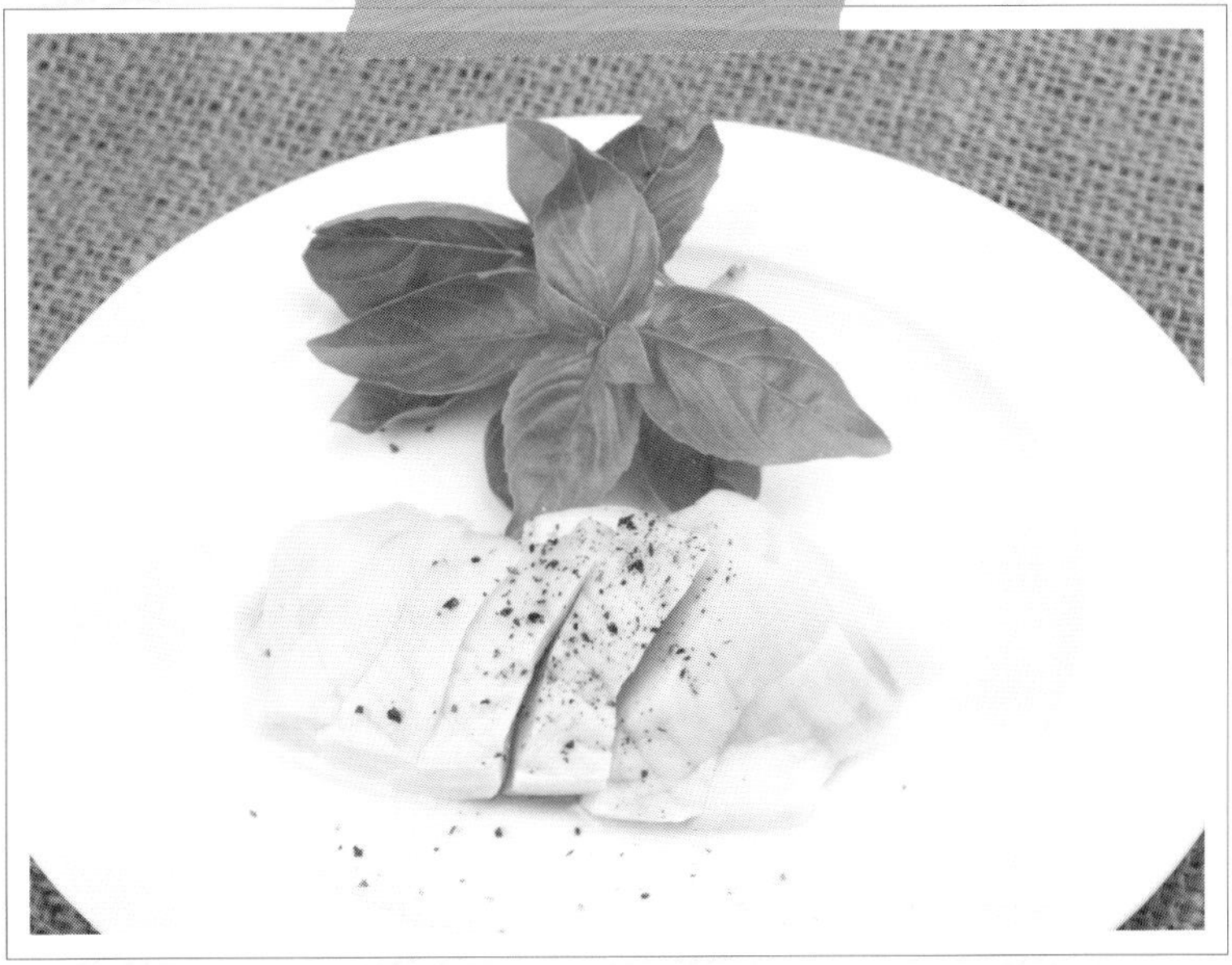

2

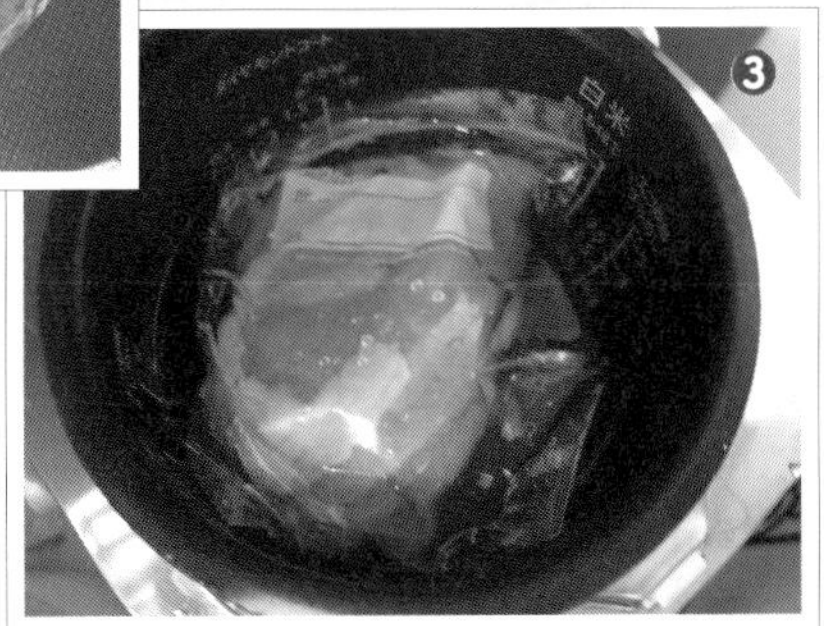
3

肉料理

手作りソーセージ

下記の「作り方❹」まで作って、作り置きとして冷凍しておくと朝食に便利です。好きなハーブやスパイスでオリジナルソーセージを作ることができます。

【12本（4人分）】

- 豚ひき肉……600g
- ニンニク……2カケ
- 生姜……10g
- 塩……小さじ2
- 砂糖……小さじ2
- セージ……適宜
- ペッパー……適宜
- 各種ハーブ……適宜

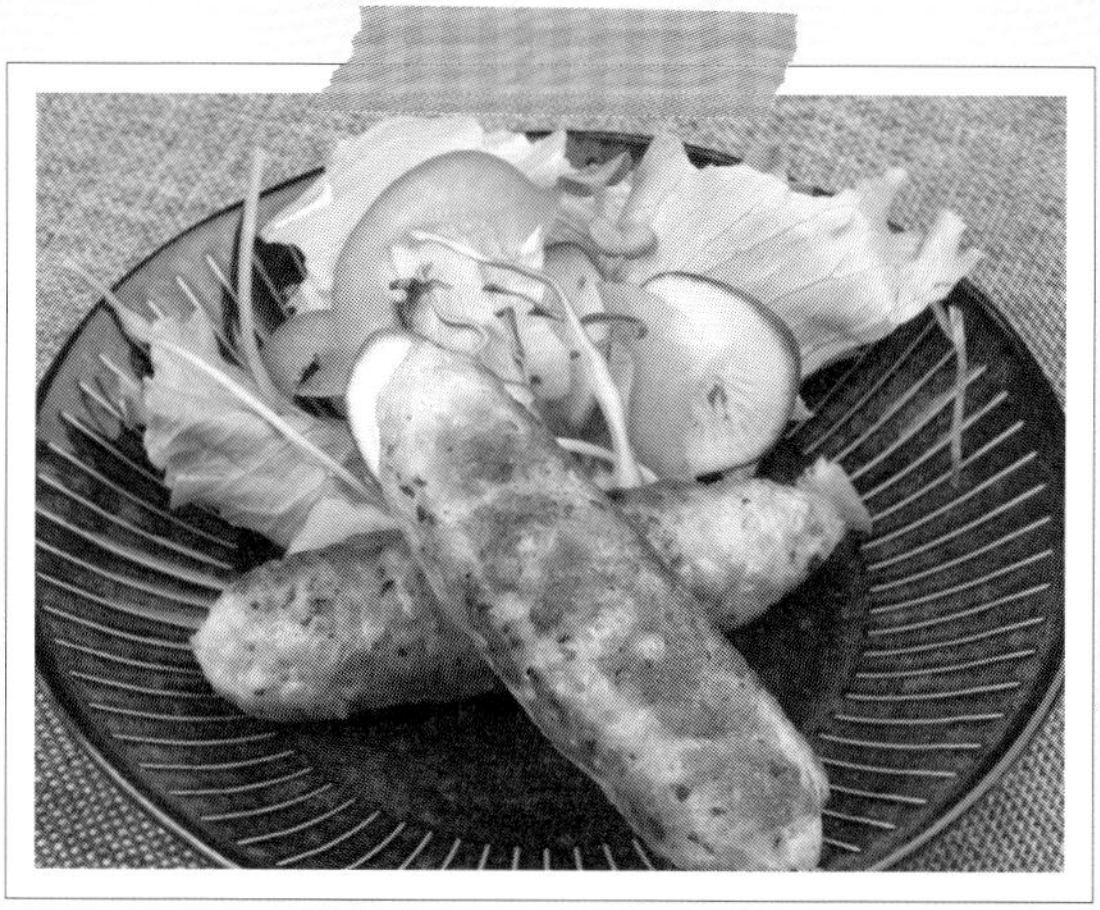

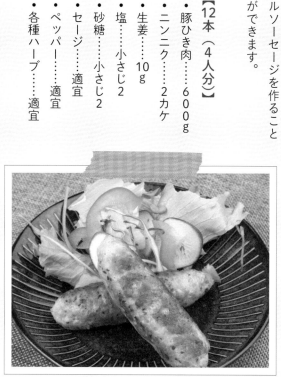

【作り方】

❶ ニンニクと生姜はおろす。
❷ 材料すべてをボウルに入れしっかり捏ねる。
❸ 好きな大きさで等分し、ラップで成形し丸める。
❹ 沸騰した蒸し器に入れ15分蒸す。
❺ 取り出してラップをはずし、オリーブオイルを熱したフライパンで焼く。

卵料理

ふわふわオムレツ

とけるチーズ、玉ねぎ、にんじん、ピーマンなどをトッピングしても美味しくなります。

同じ材料でかき混ぜるように作ると、スクランブルエッグができます。

【材料】

- 卵……2個
- 牛乳……大さじ2
- 塩……適量
- オリーブオイル……大さじ1／2

【作り方】

❶ボウルに卵、牛乳、塩を入れて、泡だて器で空気が入るように混ぜる。

❷フライパンにオリーブオイルを熱し、

❸❶を一気に入れて、箸でかき混ぜる。半熟の状態で形をととのえるように巻く。

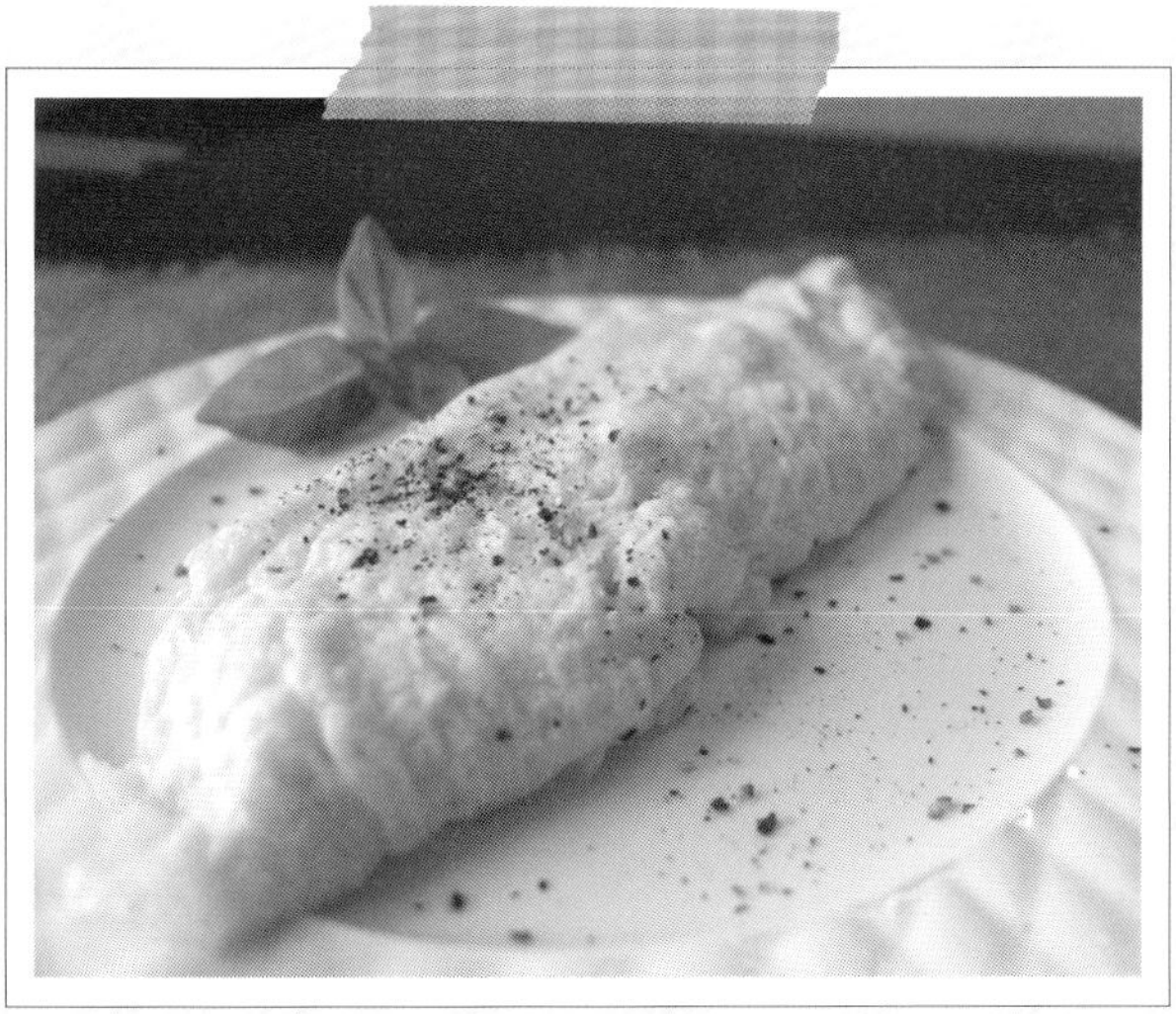

和食・洋食共通メニュー

Japanese & Western Food

朝食が和食か洋食かに関わらず、
毎日食べて欲しい共通のメニューを
ご紹介します

朝の美肌サラダ

【サラダに必須の野菜】
レタス、サニーレタス、パプリカ、アボカド、スプラウト、フルーツ各種

【その他の野菜】
きゅうり、ブロッコリー、トマト、春菊、ラディッシュ、レッドたまねぎ、バジル、たまねぎ、レッドキャベツ、キャベツ、ラディッシュ、水菜、トマト、ミニトマト、豆苗、カイワレ、じゃがいも、さつまいも、かぼちゃ、にんじん、など

【その他の具】
海藻、豆腐、ゆで大豆、アーモンド、くるみ、ゆで卵、サラダチキン、ローストビーフ、スモークサーモン、ちりめんじゃこ（しらす）、魚介、ドライフルーツ、カッテージチーズ、クリームチーズ、豆類、など

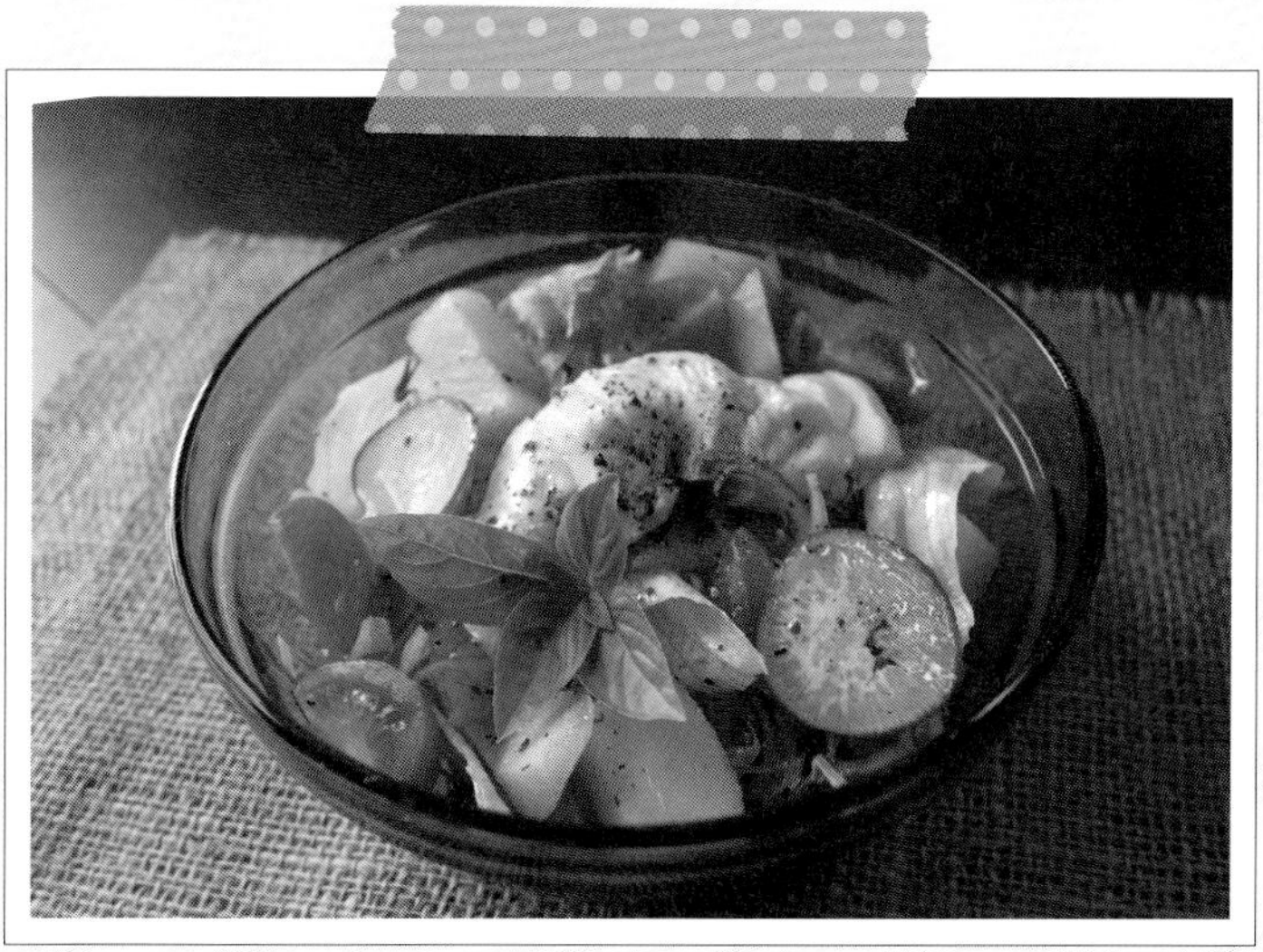

【トッピングフルーツ】

バナナ、キウイフルーツ、そのほか旬のフルーツ

【ドレッシング】

・美容食ドレッシング比率

油脂＝2／酸味＝2／甘味＝1

左記の材料から選んで混ぜるだけです。

・油脂……オリーブオイル、米油、亜麻仁油、えごま油、太白《たいはく》ゴマ油、ゴマ油、など

・酸味……米酢、りんご酢、黒酢、バルサミコ酢、ワインビネガー、レモン、柑橘類、など

・甘味……メープルシロップ、ハチミツ、オリゴ糖、甜菜糖《てんさいとう》、きび砂糖、黒糖、ジャム、など

ヨーグルト

ヨーグルトは乳に乳酸菌やビフィズス菌を混ぜて発酵させて作る発酵食品の一つで、日本で市販されているものは「はっ酵乳」と表示され「ヨーグルト」は通称です。日本では牛乳を使ったものがほとんどで、牛乳と同等の良質なタンパク質・脂質・カルシウム・ビタミン類を含みます。

タンパク質が発酵の過程でアミノ酸やペプチドに分解され、牛乳よりも消化吸収されやすくなっています。また、乳糖も分解されているので乳糖不耐症の人（牛乳を飲むとお腹を壊す体質の人）も摂取しやすい食品です。

ヨーグルトの菌にはさまざまな種類があり、それぞれ性質が異なります。風味や香り、機能性にも違いがありますが、基本的には腸内の善玉菌を増やして有害な菌の増殖を抑える働きがあります。腸内環境を整えて、便秘の改善、美肌、発ガンや老化の予防に役立ちます。

手作りカスピ海ヨーグルト

カスピ海ヨーグルトに多く含まれている乳酸菌はクレモリス菌です。特有の粘りがあります。

カスピ海ヨーグルトには血液をサラサラにする効果があり、ガンへの免疫力も上がります。腸内の水分を適度に保ち、不要な物質を外へ出してくれます。

カスピ海ヨーグルトの菌は、インターネット通販などで手に入れることができます。他に必要なものは牛乳だけ。

一度作ると継ぎ足ししながら何度も食べることができるので経済的です。ヨーグルトメーカーがあるとさらに簡単に作ることができます。

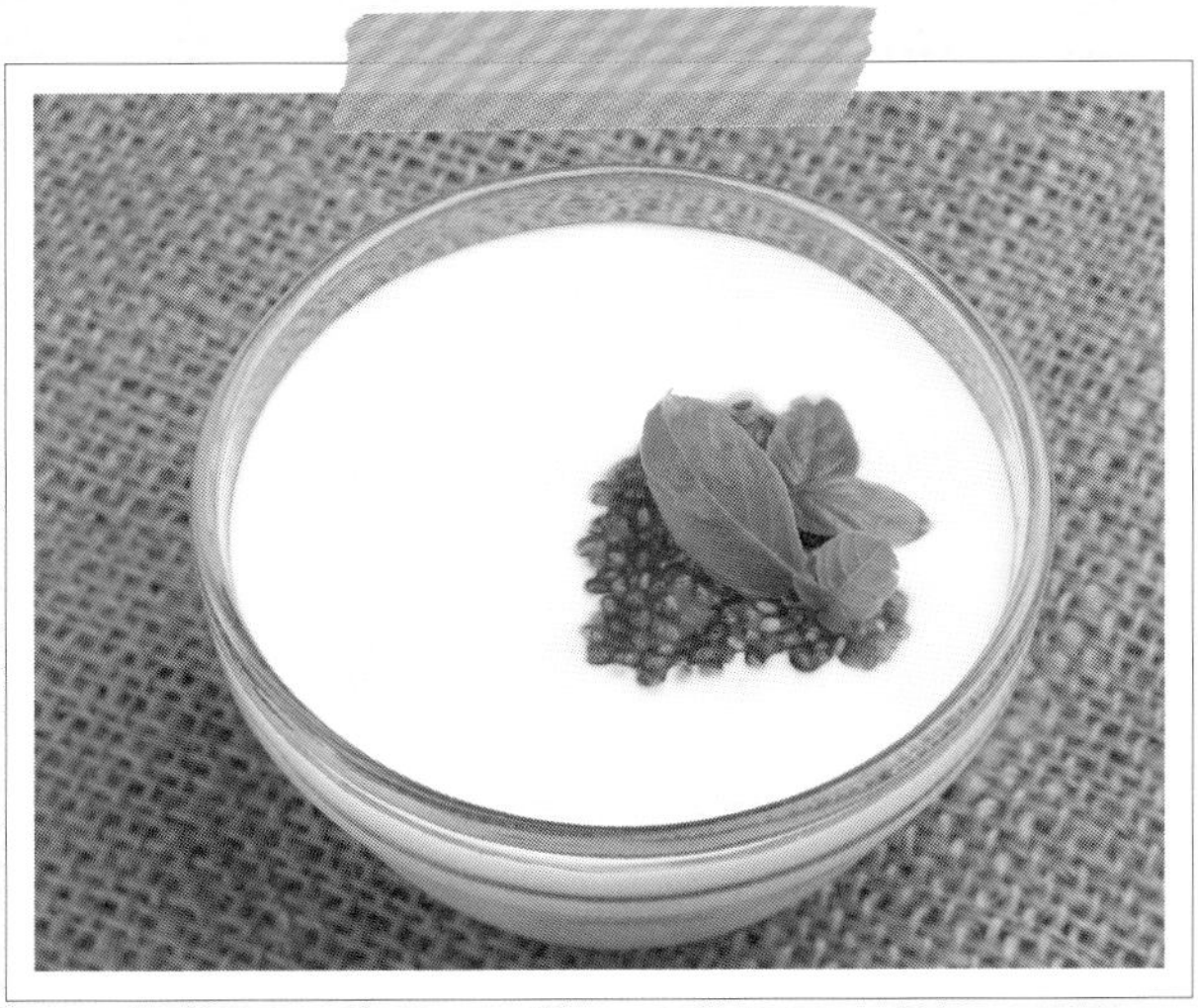

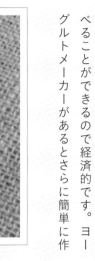

【材料】
- カスピ海ヨーグルト粉末菌……1袋
- 牛乳……500〜1000cc
- 容器（煮沸消毒した清潔なもの）

【作り方】
❶ ヨーグルト粉末菌と牛乳を容器の中でしっかり混ぜ、ふたをして25〜30℃の温かいところに置いておく（約24時間）。
❷ でき上がったヨーグルトは1割ほど別の清潔な容器に取り分けておき、種菌として使う。
❸ 増やす時は❷の種菌と牛乳を混ぜて、ふたをして25〜30℃の温かいところに置いておく（約8時間）。

和食・洋食
共通メニュー

Japanese & Western Food

食欲がない時に
食べやすい朝食レシピ

朝から食事を摂りにくい時には雑炊などが勧められますが、麺類や丼ものなどもボリュームのわりに食べやすいといわれます。そこで、一品で栄養バランスが良く、食べやすくて人気の高いメニューをご紹介します。

味噌にゅう麺

味噌汁の中に、そうめんを入れて、1品で手軽にバランスをとれるようにしましょう。

味噌汁には、豆腐や油揚げなどのタンパク質、大根やにんじんなどの野菜、ワカメなどの海藻が入っています。

【作り方】

茹でたそうめんを味噌汁★と合わせるだけ

★味噌汁の**【材料・作り方】**は125ページを参照

【ポイント】

そうめんは茹でる時間が少なくてすみ、

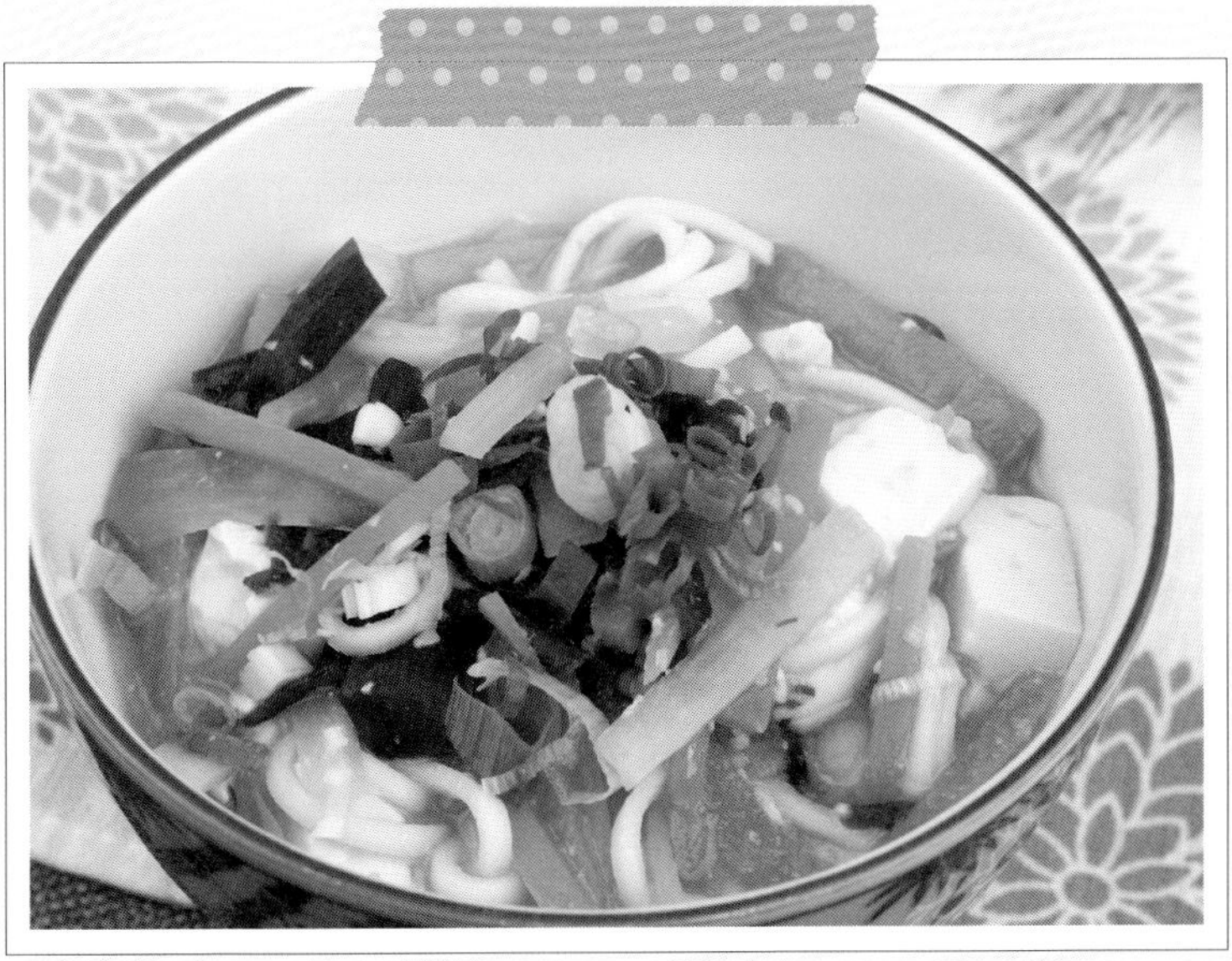

ツルツルとした食感で、食欲が無い時でも摂りやすいものです。
味噌汁へ入れたり、スープに入れたりして食べると便利です。
野菜、キノコ、肉、玉子などを入れて、具だくさんで摂ると1品でもバランス良く朝食を摂る事ができます。

朝スパイスカレーライス

作り置きしておくことをおススメします。市販のルーを使用すると、塩分や油が多くなりがちになります。

カレーに入っているさまざまなスパイスは代謝を上げたり、食欲を増進する効果があったり、消化促進効果など、多くの健康効果があります。

朝から体温を上げて、パワーアップさせてくれる朝カレーを活用してください。

【材料（2～3人分）】

- 鶏モモ肉……1／2枚
- 玉ねぎ……1個
- にんじん……1本
- じゃがいも……3個
- 生姜……1カケ
- ニンニク……1カケ
- カレーパウダー……大さじ1
- お好みのスパイス
- カットトマト缶★……1／2缶
- 固形スープ★……2個
- 水……500cc
- オリーブオイル……大さじ2
- 塩コショウ……適宜

【作り方】

❶ 鶏モモ肉は大きくぶつ切り、玉ねぎはみじん切り、にんじん、じゃがいもは大きな乱切り、生姜とニンニクはすりおろす。

❷ 鍋にオリーブオイル大さじ1と生姜、ニンニクを入れて火にかけ、香りがでてきたら鶏モモ肉を加える。

❸ カレーパウダーを加えてさらに炒め、★とにんじん、じゃがいもを加えて煮

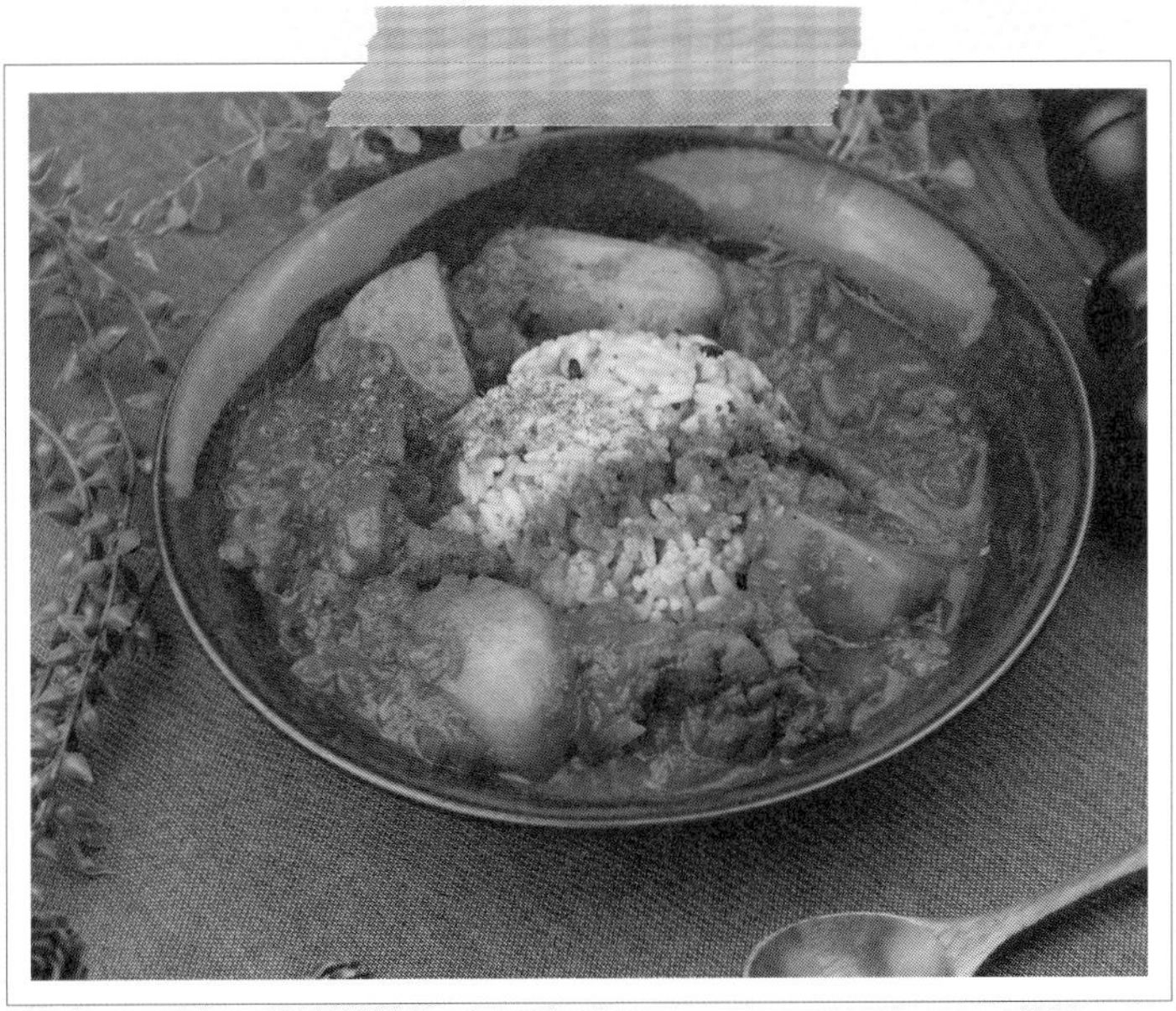

る。

❹ 別の鍋にオリーブオイル大さじ1と玉ねぎを加えて、軽く塩コショウをして飴色《あめいろ》まで炒め、❸へ加える。

❺ 20分煮込む。

【ポイント】

市販のルーを使用せず、一から本格的なカレーを作るには、まずスパイスが必要です。

多くのスパイスがあり、使う種類や配合によって、味や風味が変わり、何度も作っていくうちにご自身の好きな味が見つかっていきます。

カレースパイスの中心となるのは、クミン、コリアンダー、レッドペッパー、ターメリックです。ほかにも多くのスパイスが手軽に販売されていますので自分好みのカレーを作ってくださいね。

和食・洋食
共通メニュー
Japanese & Western Food

朝食のコンビニ活用法

朝食だけではなく、コンビニエンスストアを活用したバランス食の選び方です。価格500円ほどでできるバランス食を見ていきましょう。

● **炭水化物**
おにぎり、またはサンドイッチ
・おにぎりは1個だけ
・菓子パンは選ばない

● **タンパク質**
ゆで卵、サラダチキン、サバ缶、惣菜のハンバーグなど

● **野菜**
カット袋野菜など

● **飲み物**
・タンパク質源の牛乳や豆乳を選ぶ
・野菜ジュースや100%果物ジュースなどは選ばない

● **野菜の惣菜**
・ひじきの煮物、カボチャサラダ、豆サラダなどの惣菜を活用する
・カット袋野菜に合わせるとドレッシング代わりになる

● **果物**
バナナやカットフルーツなどを選ぶ

朝食チェック表

キッチンに貼って、6項目がすべて入った朝食になっているかcheckしてくださいね。

バランスのとれた朝食が摂れる習慣を身につけましょう！

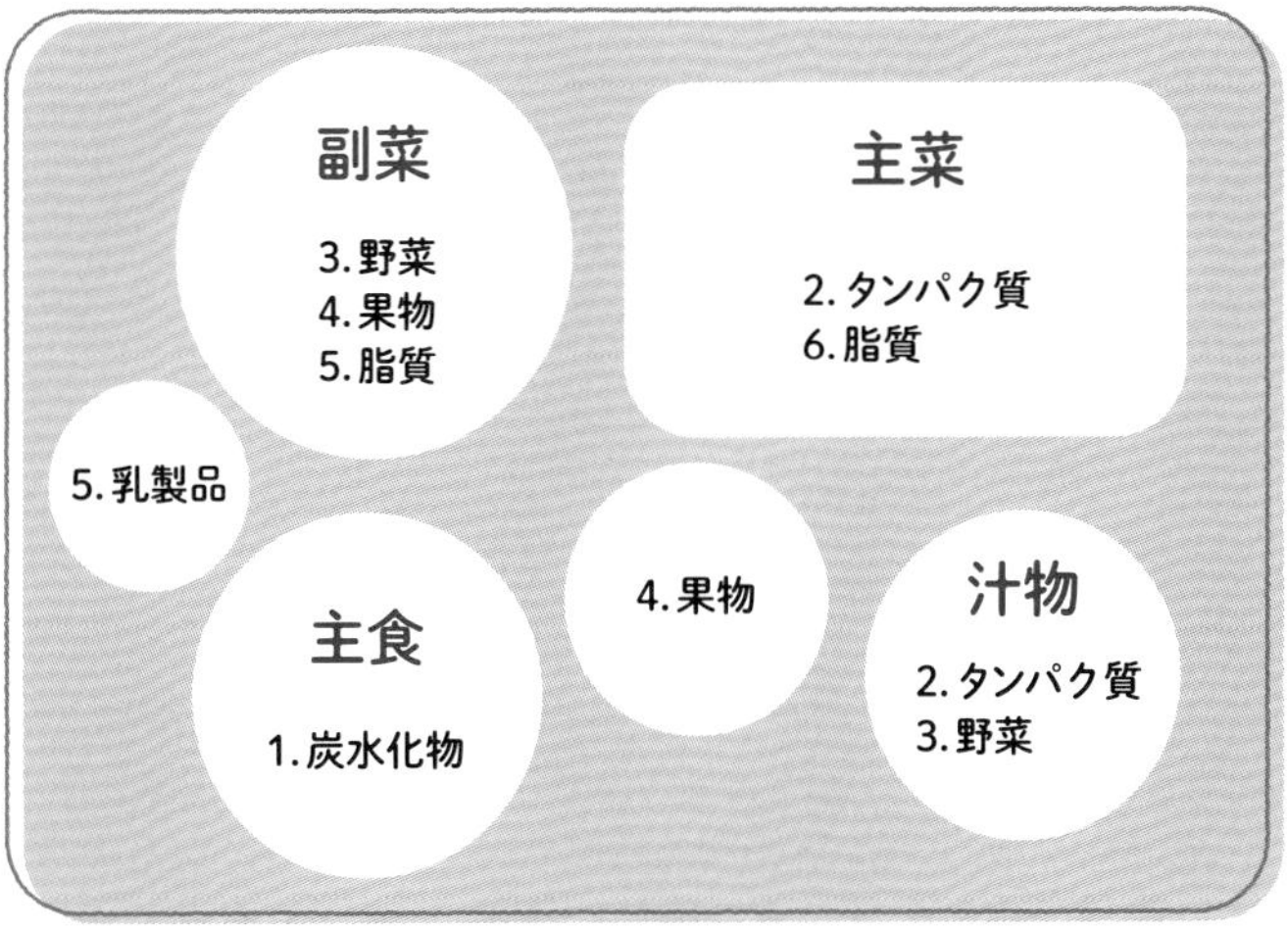

チェック	食品群	主な食品
	1.炭水化物	ご飯／パン／オートミール
	2.タンパク質群	卵／納豆／サラダチキン／魚
	3.野菜	野菜全般
	4.果物	果物全般
	5.乳製品	牛乳／ヨーグルト／チーズ
	6.脂質	オリーブオイル／米油／亜麻仁油／えごま油／ココナッツオイル

コピーしてお使いください。

◎おわりに

今まで多くの方の食事、栄養、健康状態をみさせていただきました。その中で大きな転機となったのは、あるミスコンテスト入賞者の女性でした。スラリとした素晴らしく美しい女性で、輝くオーラを内に秘めた方だと感じました。

彼女は次のステップへ上がるため、目標を掲げていたのです。ハードなトレーニングに取り組み専任のトレーナーから厳しい食事制限を指導されていました。そのときに彼女が行っていたのが、毎日キウイと鶏ムネ肉とブロッコリーしか食べていないものでした。

肌荒れ、むくみ、冷え……あらゆる不調が出てきて、極端な食事制限をしても体重減少をしない。そのとき、彼女のBMI★はすでに17をきっていました。

トレーナーからの無茶な要望に忠実に応えて、頑張っていましたが、食事がキチンと摂れていないと、精神的にも異常があらわれ、身も心も追い込まれていました。食事に対する恐怖症にもなっていて、軽い摂食障害になっていました。

そのため、いきなり「バランスの良い一汁三菜を食べなさい」とはいえません。特に糖質制限はすごいものでしたから。

一つ一つ毎日のアドバイスの中で、少しずつ変

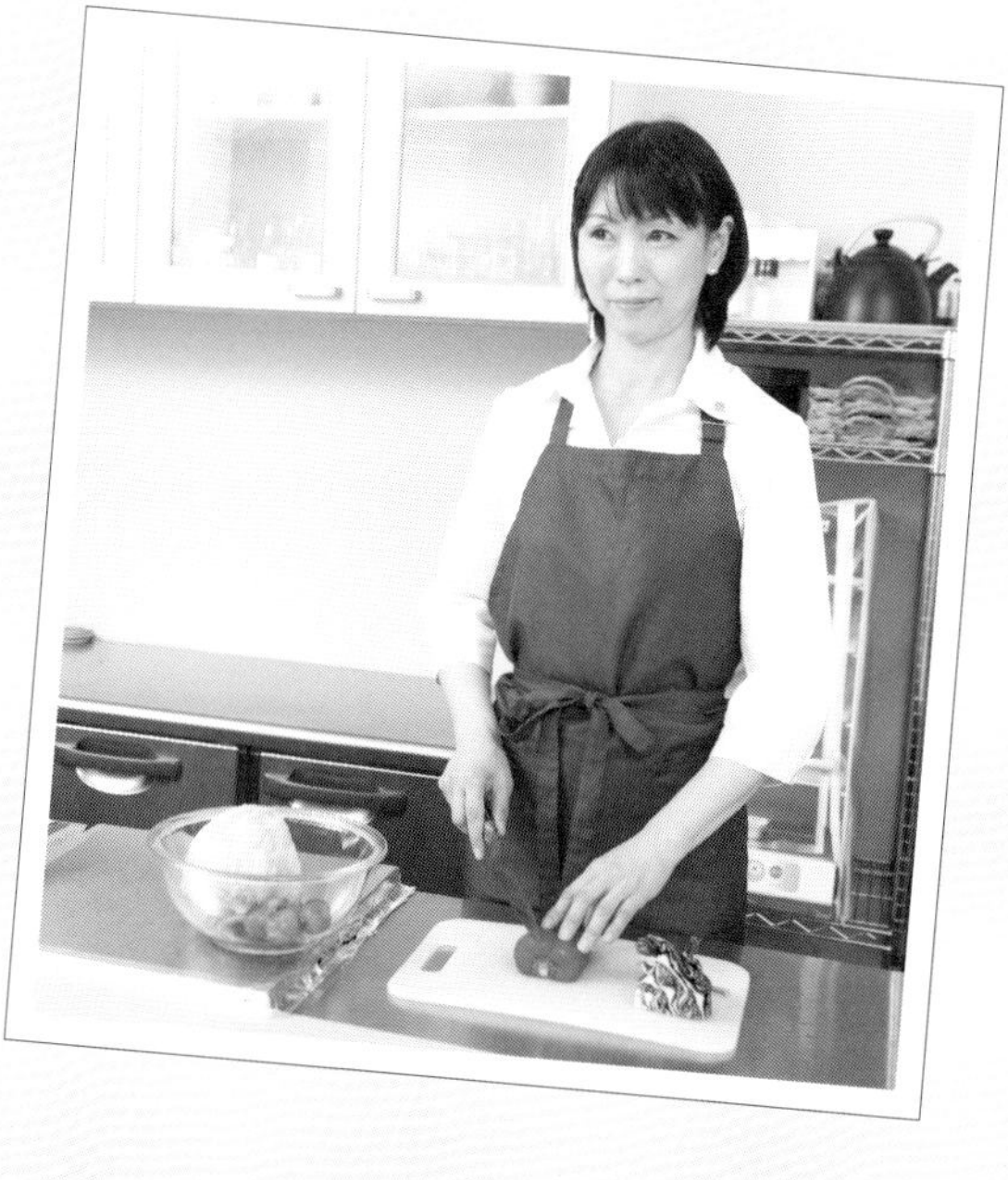

★BMI：ヒトの肥満度をあらわす体格指数で、体重・身長の関係から算出される。日本肥満学会では、BMI：22を標準体重としており、25以上の場合を肥満、18.5未満の場合を低体重としている。

えていってもらい、食事に彩りが出てきて、食べる喜びを感じてもらうようになりました。必要な栄養が行き届くとキチンと筋肉もつくようになります。血色が変わることで顔色もよくなり、精神的にも明るく前向きに変わっていきます。

その後彼女は、世界的なミスコンの日本代表に選ばれ、飛躍をとげられました。

＊　＊　＊

食べたら太るからと、吐く。食べて吐く。これを繰り返す。ホルモンが乱れ、生理が数カ月止まらない、または生理がこない…こんなことになっている女性を多くみてきました。特に若年になるほど強い傾向があります。これから子どもを産むかもしれない大切な身体。女性の身体は非常に複雑で、常に子どもを身ごもることを前提としている身体のしくみが多くあります。人生の中でも若い頃は変化が多く、自律神経も乱れがちになり、感情の起伏も激しくなります。

摂るべき食事をキチンと摂る……食べることは生きることです。よく、食べないといけないから食べるとおっしゃる方もいらっしゃいます。

摂らないといけない栄養を、摂るために食べているだけ。そんなサプリメントのような食事をみると、非常に寂しい、侘《わび》しい気持ちになります。彩りもなく、ただ、栄養剤のように必要なものを摂っているだけ。食事はそんなものではありません。

幸せって何でしょうか？　それは非常に難しい質問ですし、人により価値観も違いますから、幸せの定義などはありません。けれども、美味しい食事を食べて「しあわせ〜♪」な気持ちになることはかんたんです。1日3食の食事の度に「美味しい♪しあわせ〜♪」と心から思えることができたらこんな幸せな人生はないのではないでしょうか。

この本をきっかけに、皆さんの生活に「しあわせ〜♪」が増えるようになれば嬉しく思います。

令和2年1月　池上淳子

［著者略歴］

池上淳子 いけがみ・じゅんこ

【プロフィール】

大阪市立環境科学研究所附設栄養専門学校を卒業し、栄養士として病院の給食施設を４年勤める。

また卒業と同時に栄養士が一般の方へ活動できる環境が必要と感じ、一般社団法人健康栄養支援センターを立ち上げ、２年後、日本ビューティーヘルス協会を立ち上げ、美容栄養学専門士資格認定講座を開設。美容栄養学のプロ育成に励んでいる。

美容栄養学を中心に、モデル向けの講師や、料理教室、講座などさまざまな活動をしている。

また美容栄養学に留まらず、スポーツ栄養、高齢者向け、子ども向け、生活習慣病予防など、その活動は多岐にわたり一般、行政関連の講演会などもこなすなどさまざまな顔を持ち、現在に至る。

【資格】

・管理栄養士
・美容食インストラクター®
・美容栄養学専門士

【肩書き・所属等】

・日本ビューティーヘルス協会 会長
http://eiyo-c.com

・一般社団法人健康栄養支援センター
代表理事
http://hns-japan.com
・栄養コンサルタント社 代表
・関西コレクションエンターテイメント
美容栄養学 講師

［協力］

高山胡桃（24 ページ）
長谷川紗希（90 ページ）
八軒綾音（96 ページ）

関西コレクション
エンターテイメント
http://kansai-collection-e.co.jp

撮影／佐藤雄治
写真／佐藤雄治、池上淳子
写真提供（モデル）／関西コレクションエンターテイメント
カバーデザイン・本文DTP／谷元将泰
編集担当／あたま出版（柿本篤弥）、啓文社（漆原亮太、荒井南帆）

最高の美をつくる朝食メソッド

2020年2月1日　第1刷発行

著　者　池上　淳子
発行者　唐津　隆
発行所　株式会社ビジネス社
〒162-0805 東京都新宿区矢来町114番地
神楽坂高橋ビル5階
電話 03(5227)1602　FAX 03(5227)1603
http://www.business-sha.co.jp
カバー印刷・本文印刷・製本/半七写真印刷工業株式会社
〈営業担当〉山口健志

ISBN978-4-8284-2156-8

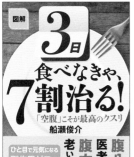